好好养肝：今日毒今日解

气【肝气郁结】

血【肝血虚弱】

阴【肝阴不足】

阳【肝火过旺】

庄雅惠　著

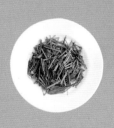

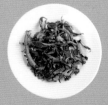

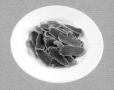

科学技术文献出版社
SCIENTIFIC AND TECHNICAL DOCUMENTATION PRESS
·北京·

图书在版编目（CIP）数据

好好养肝：今日毒今日解 / 庄雅惠著 . — 北京：科学技术文献出版社，
2022.4（2024.8 重印）

ISBN 978-7-5189-8979-9

Ⅰ . ①好… Ⅱ . ①庄… Ⅲ . ①肝—保健—基本知识 Ⅳ . ① R575

中国版本图书馆 CIP 数据核字 (2022) 第 040223 号

著作权合同登记号　图字：01-2022-1113

中文简体字版权专有权归北京紫图图书有限公司所有

© 2017 庄雅惠 经由邦联文化事业有限公司授权出版发行中文简体字版

好好养肝：今日毒今日解

策划编辑：王黛君　责任编辑：张凤娇　责任校对：王瑞瑞　责任出版：张志平

出 版 者　科学技术文献出版社
地　　址　北京市复兴路 15 号　邮编 100038
编 务 部　（010）58882938，58882087（传真）
发 行 部　（010）58882868，58882870（传真）
邮 购 部　（010）58882873
官方网址　www.stdp.com.cn
发 行 者　科学技术文献出版社发行　全国各地新华书店经销
印 刷 者　艺堂印刷（天津）有限公司
版　　次　2022 年 4 月第 1 版　2024 年 8 月第 2 次印刷
开　　本　710×1000　1/16
字　　数　235 千
印　　张　9
书　　号　ISBN 978-7-5189-8979-9
定　　价　65.00 元

好好养肝，还您彩色人生

俗语说："肝不好，人生是黑白的。"一般人都惧怕自己患上肝病，一旦出现口苦、烦躁、疲劳无力、脸部肤色暗沉或蜡黄、视力模糊等症状，就以为是肝脏出了状况，即便肝功能测试均在正常范围内，也不相信"肝脏"是正常的！这都是中医理论不够普及，才使民众陷入似是而非的恐慌。认识中医的"肝"，就可以正确保肝与养生。

进入信息化社会后，大家均可从电视和网络上获得众多健康信息，但部分信息会以夸大疗效的广告形式误导民众，宣称适合每个人的需求。当购买者出现不良反应后，才知上当受骗，追悔莫及。所以想要自行服用养生中药，最好经专业的中医评估，若无法得到正确指导，也应以温凉同补为原则，才不致于体寒或过于燥热，以达到养生而不伤身的效果。

采用了错误的保肝方法是门诊患者的常见病因。有位男性患者，为降低胆固醇、改善肝炎，以生冷食物为主食，食用两年后，胃炎复发，连夏天都四肢冰冷，因此领悟到不能均以寒冷饮食来退肝火，而应在清热消脂的同时，以温暖的食物来保护胃肠道及四肢血液循环。

此外，未经医生指示，任意服用寒性草药、燥热药膳、活血中药、不明保肝成药等案例层出不穷、屡见不鲜。所以爱护您的肝，就要真正了解它，给它最需要的养分，不要时常伤害它，它就可以长长久久为您工作。

吃了毒药，就应同时服用解药，这是我多年来所推广的解毒法。"肝"最怕酒、烟、燥热食物及熬夜的摧残，身体会因肝火引发燥热症状。若因工作关系，无法避免饮酒、熬夜，就应时常饮用清凉补气的药膳茶饮，或请中医为您量身定做保肝茶包，时刻排出火热毒，使肝能正常运作。

最后，希望本书的保肝方法，能让您拥有更加健康的身体，从而享受灿烂的人生。

庄雅惠

本书内容导航

❶ **茶饮、汤品名称**：为本道茶饮或汤粥的中文名称，通常以主食材、主要的保肝药材或功效命名，使读者一看即知。

❷ **功效**：为本道茶饮或汤粥的主要功效，让读者可以清楚了解饮用或食用本茶饮或汤粥产生的效果。

❸ **适用对象**：为适合饮用本茶饮或汤粥的对象。只要在所列的适用对象中，或符合适用对象中的某一个症状就可以饮用，以达到最佳效果。

❹ **适用症状、食用方法**：第一章是以适用症状分类，只要符合其中的几个症状就可以食用；第二、第三章则以食用方法

为主，让读者能清楚地明白食用方法。

❺ **材料**：说明中药使用的种类、分量和使用的天数。第三章的汤粥食谱将材料区分成中药及一般食材。

❻ **制作方法**：为本道茶饮或汤粥的详细制作、烹调步骤与方法。

❼ **注意事项**：会依照个人体质、身体上的不适，给予增减中药或替代调味品的建议。

❽ **养肝药材小解说**：针对能帮助保肝的中药附上照片并深入解说其作用、保肝的原因及特殊的注意事项。

使用相关说明

- 每道茶饮或汤粥中所标示的分量均为实际的重量，包含不可食用部分，如海鲜的壳、排骨的骨头等的重量；部分中药、生鲜食材及蔬菜请洗净后再料理。
- 调味料计量换算：1大匙 ≈ 15毫升 ≈ 3小匙，1小匙（茶匙）≈ 5毫升。
- 本书的茶饮及药膳设计已考虑属性，以一般人能吃能喝为主。
- 本书茶饮设计的分量都是以1人份为主，规划出可以饮用的天数；汤粥则以食用的人数为主。
- 第二章6大族群的泡澡，若没有特别列出，请遵照下列原则：一般人每周泡澡3～4次，每次约20分钟为宜，适宜水温为30～40℃；但患有心脏病、糖尿病、皮肤干燥或易过敏者，水温不宜太高，每周2～3次，每次约10分钟为宜。泡澡后可喝杯温水并涂抹身体乳液，以免产生口干舌燥或皮肤干燥、瘙痒的后遗症。

❶ 茶饮、汤品名称

❷ 功效

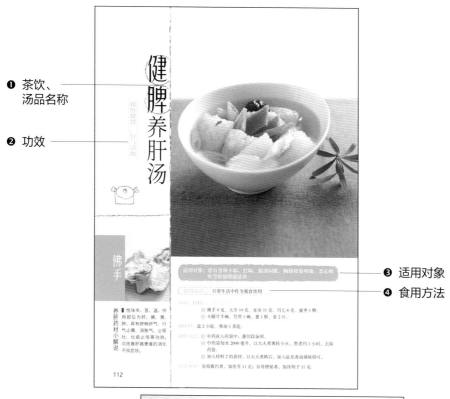

疏肝健脾 行气消肿

健脾养肝汤

佛手

养肝药材小解说
■性味辛、苦、温，作用部位为肝、脾、胃、肺，具有舒畅肝气、行气止痛、消积化痰等功效，可改善肝郁者的消化不良症状。

适用对象：患有食欲不振、打嗝、腹部闷胀、胸肋胀处疼痛、恶心呕吐等肝郁脾虚症者

食用方法：日常生活中作为餐食饮用

❸ 适用对象

❹ 食用方法

材料：① 佛手 8 克、天冬 19 克、党参 11 克、川七 6 克、蜜枣 1 颗。
　　　② 大腿片半副、竹笋 1 碗、盐 1 根、姜 2 片。
调味料：盐 2 小匙、香油 1 茶匙
制作方法：① 中药袋放入药袋中，绑紧备用。
　　　　　② 中药袋加水 2000 毫升，以大火煮沸转小火，熬煮约 1 小时，去除药袋。
　　　　　③ 加入材料 2 的食材，以大火煮熟后，加入盐及香油调味即可。
注意事项：容易腹泻者，加茯苓等 11 克；容易便秘者，加决明子 11 克。

112

柔筋明目茶

补血滋润　养眼黑发
营养筋脉　减缓抽筋

白芍

养肝药材小解说
■性味酸、苦、微寒，作用部位为肝、脾，具有清热补血、养营柔肝。缓解痉痛及疏肝健脾等功效，为肌肉骨骼提供养分，减少抽筋，调整月经。现代研究表明，其具有舒缓肌肉的药理作用，能减轻抽搐症状，常用于治疗痉挛痉痛及关节紧僵便硬，每人每天用量不能超过 19 克。

适用对象：肝血虚弱

适用症状：用脑过度、白发、掉发、头发干枯；眼睛酸涩、视力减退、四肢麻木，容易抽筋；关节酸痛僵硬、起坐不灵及月经失调等。

分量：2人份量

材料：白芍 11 克、何首乌 11 克、石斛 11 克、鸡血藤 8 克、夏甘草 11 克。

制作方法：将全部药材分为4份，每次取1份放入保温杯中，加250～300毫升沸水冲泡，焖5～10分钟后，即可代茶饮用，可再回冲几次。

注意事项：阴虚热者加天冬 19 克。

❺ 适用症状

❻ 材料

❼ 制作方法

❽ 注意事项

适用对象：肝血虚弱

适用症状：关节酸软无力、腰膝酸软；大便干燥不易排出，小便量少色深黄；男子遗精，女子月经提前、色鲜红，量少或一直不来，阴部缺乏润液，干燥瘙痒等。

分量：2人份量

材料：女贞子 19 克、天冬 19 克、桐左加 11 克、仙鹤草 11 克、枸杞 8 克、冰糖或蜂蜜适量。

制作方法：① 将所有的中药加 1500 毫升的水，泡水约 30 分钟。
　　　　　② 将浸泡的中药以大火煮沸后，转小火煮约 45 分钟，加入枸杞，焖约 5 分钟，过滤后加入冰糖或蜂蜜即可代茶饮用。

女贞子
■性味甘、苦、凉，作用部位为肝、肾，具有补肝益肾、滋阴明目及镇定安神等功效，能补充肝肾不足，减轻虚烦热汤及防催眩的效果。
现代研究表明，其具有保护肝细胞、改善肝损伤、促进肝脏的修复作用，每人每天用量不能超过 19 克。

❾ 养肝药材小解说

清凉养阴茶

补充清凉体液　强壮筋骨
镇定退红　　　止痒止血

注意事项：
火热重者，加天冬 38 克；容易腹泻者，加茯苓 11 克，以冰糖调味；排便不畅者，可加决明子 11 克，以蜂蜜调味。

037

003

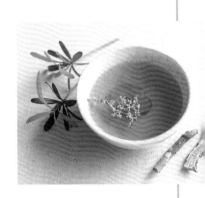

PART 1 中医养肝基础篇

肝好身体好，人自然美

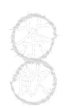

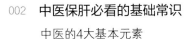

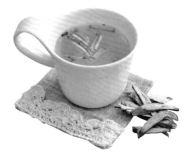

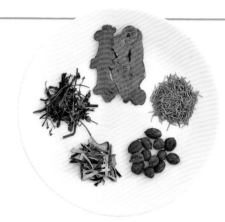

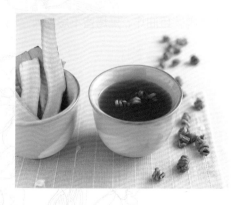

PART 2 今日肝毒今日解

6大损肝行为的解毒方法

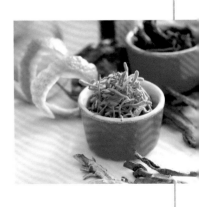

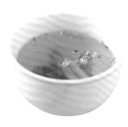

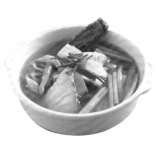

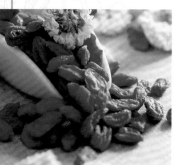

PART 3 中医肝病调养篇

5大肝病独门中医养肝术

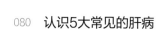

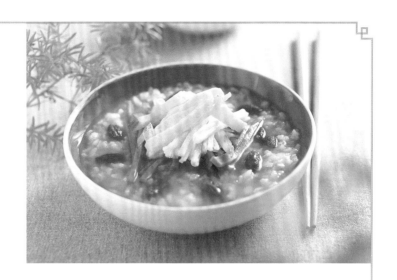

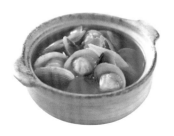

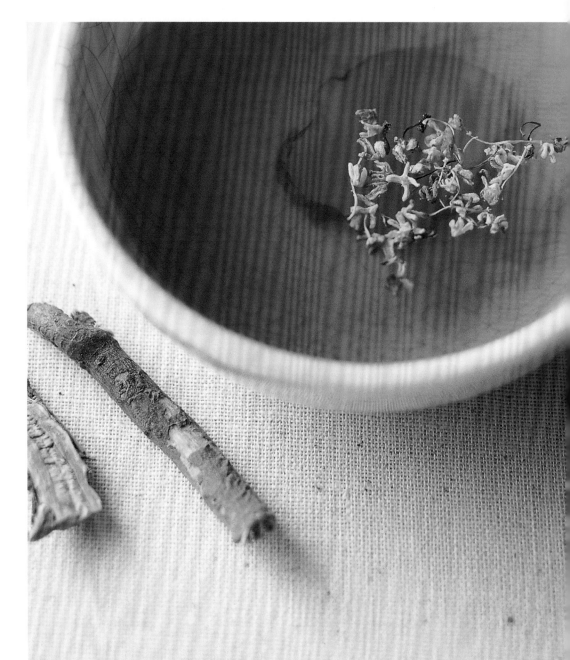

养肝是肝不好或患有肝病者的专利吗？

如果您现在一直猛点头，那可就大错特错了。以中医的说法，肝和身体的很多器官都有关联，只要肝好，很多大小病痛都会不药而愈，而且气色、皮肤也会变好，人自然就美起来了。还等什么，养肝行动，从今天开始！

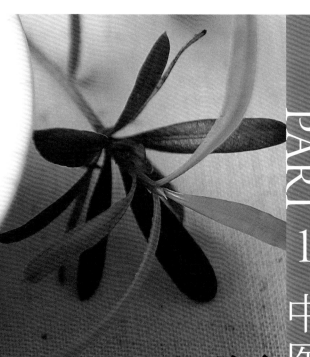

茶飲

PART 1 中医养肝基础篇

肝好身体好，人自然美

肝

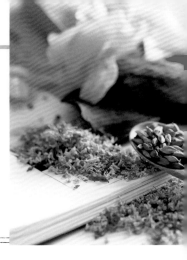

中医保肝
必看的基础常识

了解中医保肝法之前，有一些必须先了解的基本知识与中医概念，让您在研读后续内容时能更得心应手。

中医的4大基本元素

在西医营养学理论中，每天摄取均衡的六大营养素，是人体能量及细胞修复、成长的主要来源；而中医体系认为，身体内的脏腑与经络需要"阴、阳、气、血"四大基本元素，唯有各司其职、各尽本分，才能使脏腑功能正常运行，维持健康。因此，当肝的"阴、阳、气、血"中有一个虚弱不足时，不仅会产生肝本身及相关器官的各种虚弱症状，同时会因自我防御力降低，成为各种病气及病菌入侵的好时机。

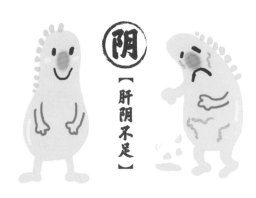

阴【肝阴不足】

"阴"又称"阴液"、"阴份"或"津液"，是体内清凉滋润液的总称，其中清稀如水的分泌液为"津"，黏腻浓稠的分泌液为"液"。它们均有清凉镇定、滋养润滑及保湿等功效。若清凉滋润液分泌不良，就会出现皮肤或黏膜干燥发红、脱屑干裂、瘙痒红肿、容易出血，小便量不多、排出不畅、颜色较深或味腥，大便干燥、坚硬难解等"肝阴不足"的干燥症状，这也是临床常见的病症。

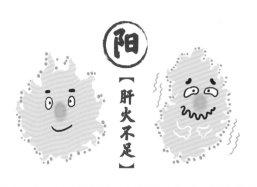

阳【肝火不足】

"阳"就是身体的一把火柱，具有温热身体及御寒保暖的功能。当阳火虚弱时，就会表现出身体怕冷、手脚冰冷、四肢末梢肤色黯淡、指甲颜色变紫黑、容易失温等抗寒能力降低的症状。在肝的病理方面，因肝阳容易上升，会产生较多的"肝火过旺"病症，极少出现"肝阳不足"，因此在保肝方面，为避免上火，较少用燥热药物来补肝。

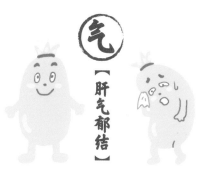

【肝气郁结】

"气"指的是身体的元气，脏腑能量的主要来源。任何组织、器官的正常运作，都需要元气来推动，元气不畅会导致组织、器官的下垂（如眼袋、蝴蝶袖、胃下垂、膀胱下垂、肾下垂、子宫下垂等）、体液或血液不正常流失（如大量出汗、流口水、不由自主流眼泪、子宫异常出血等）、血液运行不畅（如局部疼痛、胀闷不舒服等）。尤其当肝的元气循行不畅时，就容易出现"肝气郁结"等异常症状。

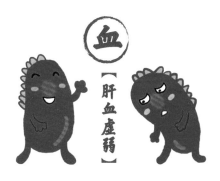

【肝血虚弱】

中医的"血"，包括西医的血液及血压的功能，除了能给全身细胞提供氧气及营养素外，血液中的白细胞与各种抗体，更是提升免疫力的重要角色。在中医生理方面，肝具有储藏血液的功能，可以适当调节血量；而现代医学也认为，肝脏内的静脉窦具有调节血量的功能，当身体供血不足时，就会自动释放血液，使血液循环恢复正常。因此，肝血虚弱不足时，就会出现疲劳无力、缺氧及相关器官功能失调的症状。

和肝相关的中医名词

肝火

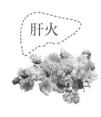

肝火主要是常熬夜、吃燥热的食物、常生气造成的，一般较通俗的说法是火气大。长期未改善就会造成肝火过旺。

肝血

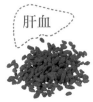

肝血主要是从食物的营养而来，如果身体吸收不好、消耗过多或是遗传了地中海型贫血，就会造成肝血不足，进而引起肝血虚弱。

肝气

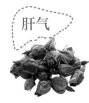

元气是在全身流通不息的，如果肝气不顺畅，就会形成肝气郁结。气郁结在哪里就会引起相关器官闷、痛或胀等症状。

肝阴

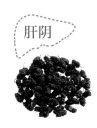

阴是指体内清凉的保湿液，而和肝有关的器官，如眼睛、小大肠及甲状腺、睾丸、卵巢等的保湿液就是肝阴；肝阴不足就会出现一连串相关的症状，如眼睛干涩、便秘、尿少、月经量少或闭经等。

肝风

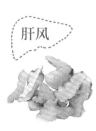

中医的肝和神经、肌肉都有关系，而所谓的肝风是指像风吹过一样，出现肌肉痉挛、抽搐或抽动现象。和肝风最相关的病症就是"肝风内动"，所以它是和神经、肌肉有关的疾病。

中医的"肝"

中医所指的肝和西医很不一样，所以养肝的方法更为广泛，到底它包含哪些部位呢？利用图解方法，让您一看就明了！

认识沉默的肝

在现代医学理论中，肝是人体最重要的解毒器官，无论是外来的食物、药物、毒物，还是身体产生的代谢废物，大多由肝脏代谢分解成小分子，把可以吸收的营养成分变成身体能量、

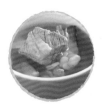

细胞修复的主要来源；而无法吸收的代谢废物或毒素，则由肾脏排出体外，因此，肝是身体重要的"环保系统"。

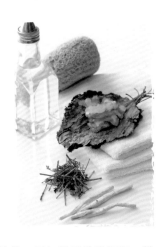

在免疫力方面，肝脏负责制造部分抗体与蛋白质，以减少外来病原的伤害，是免疫系统的大将，它所制造的凝血因子、胆汁及激素，同时参与血液凝固、消化吸收及内分泌等活动。因此，把肝脏照顾好，就是增强免疫力、强化解毒等活动、促进新陈代谢、健全消化系统、保持身体健康、养颜美容的不二法门。

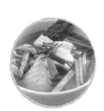

而中医所说的肝，除了包括西医的肝脏外，还包括相关的组织、器官、系统，如眼睛、肌肉、肌腱，并涉及女性生殖系统、神经系统及精神情绪等。因此，当肝所需的"阴、阳、气、血"供应量不足，或遭遇外来的情绪刺激、病菌入侵时，就容易产生中医特有的"肝火过旺""肝气郁结""肝血不足""肝阴不足"等症候群。此时若能以中医特有的清肝火、

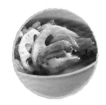

养肝血、滋补肝阴或疏肝解郁等方法来保肝，使肝的"阴、阳、气、血"充足与饱满，不仅可以使肝的功能恢复正常，增强对外来病原的免疫力，强化消化、内分泌及免疫等系统，更可以使皮肤水嫩、眼睛明亮、精神舒爽，常保身体健康而少病痛。

中医肝的范围

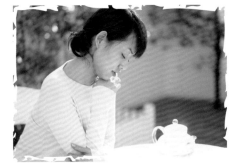

中医的"肝"需依赖"阴、阳、气、血"才能发挥正常的生理功能，其相关性详述如下。

* 消化系统

肝掌管全身气机（心理与生理功能）的正常运作，以通畅无阻碍为佳，当不开心、郁闷不舒坦、"疏泄"（疏通调整人体身心的功能）失常时，就会出现脾胃功能障碍及胆汁分泌不良等消化问题。

* 生殖系统

肝经会经过生殖器官周围，所以生殖系统与乳房的疾病，都与肝经有密不可分的关系。

* 胆

胆汁由肝制造后，储存于胆囊，需要时则由胆囊分泌到小肠，帮助消化脂肪，加强消化功能，因此肝胆互相合作，才不易产生消化不良的症状。

* 指甲

《黄帝内经》记载："肝，其华在爪"，肝的光华会表现在指甲上，所以从指甲的色泽，可以了解肝血与肝阴是否足够。若指甲颜色淡白、质地薄脆、容易剥离、断裂、表面凹凸不平、萎缩或变形，甚至不生长，这种营养不良的状态就是"肝阴血不足"导致的。

* 神经及血压

肝的部分功能涉及神经系统及血压。中医认为，所有抽动性的疾病，都与"肝风"有关，例如头痛眩晕、眼皮不停抽动、手脚不自主抖动、脸部肌肉异常抽搐、血压偏高。

* 内分泌系统

肝的藏血功能也影响妇女生理周期，中医认为，月经周期与肝血是否充盈关系密切，这与西医认为肝脏会制造激素的观点不谋而合。肝经循行至脖子时会经过甲状腺，所以肝也掌管部分甲状腺的功能。

* 血液循环系统

肝具有贮藏血液和调节血液循环的功能，当人体活动减弱时，部分血液则储藏于肝脏。而当人体活动加剧时，血液会从肝内适量排出，增加血液循环，以供应身体活动的需求。

* 筋脉

"肝主筋"，筋脉问题，如手脚麻木、时常抽筋、肌肉紧绷、颈部僵硬、手脚活动不灵活等，都因"肝血不足"引起。

* 眼睛

《黄帝内经》记载："肝主目，在窍为目"。肝掌管眼睛的功能，所以眼睛是肝的外在表现。眼睛出现布满血丝、红肿、干痒、黄色眼分泌物等症状时，多为"肝火旺"；干眼症则为肝的津液不足症状；视力减退、眼睛模糊为"肝血虚弱"症状。

* 精神情绪

中医认为，正常的肝具有疏通宣泄、安抚情绪的功能。长期抑郁或时常愤怒，不仅是肝问题的最大内在病因，还是门诊中常见的病症。

肝经路径　起于足背大拇趾后，沿第一、第二脚趾间上行至内脚踝前，由小腿内侧上行至大腿内侧后，环绕外生殖器，进入腹腔，经胃部两侧，进入肝脏与胆囊，再上行至肺，沿咽喉后侧进入鼻咽部，与眼睛相连。由此分出两条路径，一条向下，环绕于口唇内侧，另一条则向上行，经前额到达头顶。

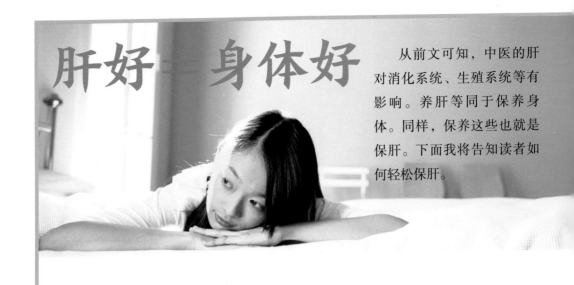

肝好＝身体好

从前文可知，中医的肝对消化系统、生殖系统等有影响。养肝等同于保养身体。同样，保养这些也就是保肝。下面我将告知读者如何轻松保肝。

中医看身体和肝的关联

《黄帝内经》记载："东方生风，风生木，木生酸，酸生肝，肝生筋，筋生心，肝主目。……在窍为目，在味为酸，在志为怒。怒伤肝……酸伤筋……""心藏神，肺藏气，肝藏血，脾藏内，肾藏志……"以上这些记载，表明肝具有贮藏血液、调节血液循环、疏通调畅人体心理与生理活动，以及滋养筋膜的功能。

人体组织器官若想有充分的血液供给，除了需要健全的心脏功能外，还需要肝的调节与贮藏血液的功能。身体活动少时，部分血液储藏在肝脏内；活动加剧时，肝会适当地排出部分血液，增加血液循环，以供身体活动的需求。肝的藏血功能，也与妇女的生理周期有密切关系。

当肝的"疏泄"无法正常运作时，就容易出现情绪失常、脾胃功能障碍及胆汁分泌异常等气机不畅的病症。其主要病因和郁、怒关系密切，一方面，长期的情绪抑郁和压力过大，容易导致疏泄失常进而伤肝；另一方面，肝胆患者又常出现抑郁或急躁易怒等情绪。二者可以说是互为因果，易出现恶性循环。另外，肝阴及肝血有营养筋膜的作用，使肝维持正常的收缩和松弛功能，肝阴和肝血充足，则筋膜强劲有力，伸缩灵活自如。

总之，肝胆疾病、血液疾患、心理疾病、肌腱筋膜疾病、消化障碍及月经失调等，均属中医"肝脏"的范围，下面会深入说明如何通过养肝来保养这些和肝相关的器官。

日常生活4大保健法

常见肝脏病证包括肝气郁结、肝血虚弱及肝阴不足等，可根据体质差异，选取适当药膳，适时调理，若无特殊"肝脏"疾病，则可轮流食用药膳以养生，或用以下4个保健法来保养肝脏。

保健法①：掌擦肝俞穴至胃俞穴（下背部）

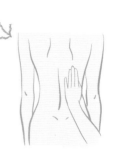

位置：第九胸椎棘突下到第十二胸椎棘突下，离脊柱约一寸半
　　　处（食、中指合并横宽约为一寸半）。

功效：保肝利胆、调理肠胃。

方法：用手掌从第九胸椎到第十二胸椎棘突下来回推，至局部
　　　产生温热感。每天1～3次。

备注：需旁人协助操作。

保健法②：按揉保肝区

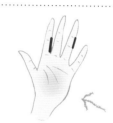

位置：手掌向上，食指近节指骨及无名指中节指骨。

功效：清肝退火、除烦解热。

方法：以食指或中指指腹按揉保肝区各1分钟左右。每天1～3次。

保健法③：掌擦胁腹部

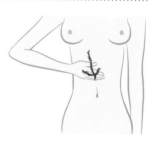

位置：乳房下到肚脐范围的肋骨区。

功效：促进局部血液循环，保肝利胆。

方法：用手掌摩擦乳房下到肚脐范围的肋骨区，从上到下，每
　　　次摩擦约1分钟。每天1～3次。

保健法④：按揉阳陵泉穴及三阴交穴

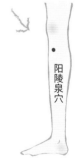

阳陵泉穴

• 阳陵泉穴

位置：小腿外侧，腓骨小头前下一寸处。

功效：行气止痛、解除痉挛、保肝利胆。

方法：以食指或中指指腹按揉穴位，每按5秒，休息1秒，直到出现酸
　　　麻、发胀、微微发热感。每次按揉1～3分钟，每天1～3次。

• 三阴交穴

位置：小腿内侧，内踝尖上三寸，胫骨后缘处。

功效：健脾利湿、调补肝肾，是防治消化、泌尿及生殖系统疾病常用穴。

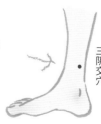

三阴交穴

方法：以食指或中指指腹按揉穴位。每按5秒，休息1秒，直到出现酸
　　　麻、发胀、微微发热感。每次按揉1～3分钟，每天1～3次。

备注：因为会促进子宫收缩，所以孕妇不可按压此穴。

从眼睛看肝的情况

中医看眼睛和肝的关联

肝经起于足背大拇趾后，向上巡行，最后沿咽喉后侧进入鼻咽部，与眼睛相连。而且《灵枢·脉度篇》记载："肝气通于目，肝和则目能辨五色矣。"古人认为肝掌管眼睛的功能。另外，《黄帝内经·素问·五脏生成篇》记载："肝受血而能视"，表示肝血是否充沛，会影响眼睛的正常功能。《黄帝内经·素问》又说："肝开窍于目，在液为泪"，表示肝阴充足，就能化生为眼泪，具有滋润及保护眼睛的功效，使双眼明亮，炯炯有神。所以说，眼睛是肝的外在表现。

《黄帝内经》记载："久视伤血"，表示长期用眼过度（如长时间使用计算机、阅读书报、看电视或打电子游戏）的人，因长时间耗眼，容易造成肝阴、肝血不足，引起眼睛疲劳、干燥酸涩、视力模糊、夜盲等症状。

常出现的肝脏病证

夜盲症、干眼症、飞蚊症、针眼、过敏性结膜炎、眼睑炎、泪腺炎、虹膜炎、白内障、青光眼等常见的眼部疾病，西医检查也许不一定有器质性病变，但可提早干预。下面列出的肝脏常见病证及处理方法，可根据体质进行选择与治疗。

病证①：肝血虚弱
出现症状：眼皮沉重、眼睛疲劳酸涩、流眼泪、视力减退及视力模糊。
处理方式：服用黄芪、枸杞、褚实子及桑椹来养血明目。

病证②：肝经风热
出现症状：眼睛发红刺痒、流泪过多、眼分泌物呈黄白色，甚至流脓。
处理方式：服用菊花、薄荷、桑叶及金银花来去风清热。

病证③：肝火上炎
出现症状：眼睛充血、布满血丝、胀痛不适、眼眶骨酸胀、头痛、头晕。
处理方式：选用白茅根、夏枯草、蔓荆子等来清肝降火、清凉退热、止血。

病证④：肝阴不足
出现症状：眼睛干涩刺痛、眼睛有异物感、瘙痒怕光、分泌物黏稠等。
处理方式：服用石斛、女贞子及天冬来清凉滋阴。

病证⑤：气滞血瘀
出现症状：水晶体混浊、白内障、眼睛上出现一层白膜或青膜（以白膜较常见）。
处理方式：服用丹参、赤芍、茺蔚子等来活血化瘀、消肿。

一般眼部疾病均建议中西医结合治疗。中医会以针灸及中药内外同治，阴血不足的虚弱体质，以内服中药为主，针灸为辅；肝经风热及肝火上炎的实证，针灸、放血与服药并进，再配合适当休息，都会逐渐改善，若不及时治疗，持续恶化，就易出现角膜、结膜或视神经的病变。

日常生活保健法

减少用眼时间是最佳保养方法。此外，每用眼30分钟，闭目休息3~5分钟再继续工作，可减缓恶化速度。当眼睛疲劳、酸涩时，可以用温毛巾温敷眼睛，敷5~10分钟，促进血液循环；当眼睛出现红热、酸胀不适时，则可以用冷毛巾冷敷眼睛，以清凉退热止痛。

穴位按摩

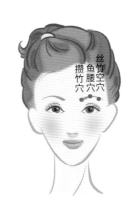

三个和眼睛最有关系的穴位被称为"明目三穴"，分别在鱼头、鱼腰、鱼尾，即眉头、眉中、眉尾。眼睛只要出现一个症状就可以揉按这三个穴位来保养，没有症状也可以揉按保养。

攒竹穴（又称眉头穴）

位置：眉毛内侧的眉头处。

功效：消除头胀痛及头晕、祛风止痛。

适应证：眼痒、眼痛、眼睛红肿、视力减退、迎风流泪、眼眶骨痛及眼皮震颤等。

方法：以食指或中指指腹按揉此穴，每按5秒，休息1秒，直到出现酸麻、发胀、微微发热感。每次1~3分钟，每天1~3次。

丝竹空穴（又称眉尾穴）

位置：眉梢外端的凹陷处。

功效：祛风清热、散寒止痉、明目止痛。

适应证：头痛目眩、迎风流泪、眼睛红肿及眼睑跳动。

方法：以拇指、食指或中指指腹按揉此穴，每按5秒，休息1秒，直到出现酸麻、发胀、微微发热感。每次按揉1~3分钟，每天1~3次。

鱼腰穴（又称眉中穴）

位置：瞳孔直上，眉毛的正中心。

功效：祛风散寒、明目止痛。

适应证：眼痒、眼痛、眼睛红肿、眼睛酸涩、模糊、迎风流泪、近视、远视及眼眶骨痛、头痛眩晕等。

方法：以食指或中指指腹按揉此穴，每按5秒，休息1秒，直到出现酸麻、发胀、微微发热感。每次按揉1~3分钟，每天1~3次。

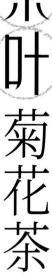

日常生活保健法 茶饮

清肝退火 镇定 止血

桑叶菊花茶

适用对象：肝经风热者

适用症状 眼睛发红刺痒、畏光、流泪过多、眼分泌物呈黄白色，甚至流脓。

分量： 1～2天的量。

材料： 菊花11克、桑叶8克、木贼8克、淡竹叶8克、薄荷4克、冰糖适量。

制作方法： 将全部药材分为4份，每次取1份装入茶包袋，放入保温杯中，加250～300毫升沸水冲泡，焖5～10分钟，加入冰糖拌匀，即可代茶饮用，可回冲1次。

注意事项： 排便不顺畅及大便干硬、便秘者加决明子11～19克；消化不良、排便稀软者加紫苏8克。

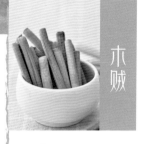

木贼

养肝药材小解说

■ 性味甘、苦、平，作用于肝、肺，有清热明目及消除眼睛上一层白膜的功效，常用于眼睛红肿胀痛、眼中生翳膜、头痛头胀、迎风流泪等症，每天用量4~11克。

从指甲看肝的情况

中医看指甲和肝的关联

手脚指甲是全身经脉气血的源头，也是人体健康的外在表现，与五脏中的肝脏关系密切。"肝，其华在爪"，表明肝的气血旺盛时，内在光华就会表现在指甲的外观上，所以从指甲的生长速度、表面色泽与外观形态可以了解肝血与肝阴是否充足，是否有病气在体内。

指甲的结构包括甲体、甲床、月痕及甲壁。甲体由角化上皮细胞构成，呈现微透明的扁平圆弧凸起，每个月会长0.1～0.2厘米，孩童的比中老年人的长得快；甲体下面为甲床，由表皮生长层及真皮组成，含有丰富的微血管，是供给指甲营养、排除代谢废物的主要场所；月痕就是指甲根部的生长层，投射在甲体上的新月状影像，以拇指显现最大，其余则逐渐变小或消失；甲壁就是围绕在甲体周围的皮肤、肌肉，也是指甲营养的供应来源。

肝好不好在指甲上的表现

◎正常指甲

色泽红润、表面光滑、质地坚韧，表示肝的气血充沛、阴阳调和。

◎病变指甲

指甲停止生长、颜色苍白、变形或萎缩、月痕变小无光泽、凹陷变形，这种营养不良的状态多因肝气血不足。指甲软薄容易剥离、甲壁粗糙脱皮，多因肝阴、肝血不足。指甲颜色鲜红，干燥易断裂，质地薄脆，多因肝火旺盛；指甲色青紫，多因肝气不舒；指甲变黄色，多因肝胆湿热；指甲色紫暗，多因肝气郁结，血液循环不顺畅。

日常生活保健法 **茶饮**

适用对象：肝阴血不足者

适用症状 指甲质地薄脆、干燥易断裂、甲壁粗糙脱皮、凹凸变形，甚至不生长。

分量：2天的量。

材料：蜜黄精19克、鸡血藤11克、刺五加11克。

制作方法：将全部药材分为4份，每次取1份装入茶包袋，放入保温杯中，加250～300毫升沸水冲泡，焖5～10分钟，即可代茶饮用，可回冲1次。

注意事项：兼有火热者，加薄荷11克；消化不良者，加党参8克。

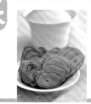

鸡血藤 养肝药材小解说

■ 性味温、辛、甘，作用部位为肝，具有补血行血、强肝润肤、舒畅活络及促进血液循环的功效。

■ 现代研究表明，其可提升白细胞总数。

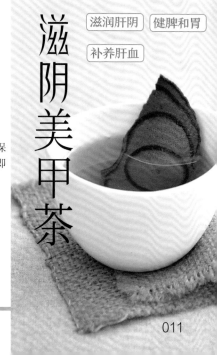

滋阴美甲茶

滋润肝阴　健脾和胃

补养肝血

从**筋脉**看肝的情况

中医看筋脉和肝的关联

健康的关节是身体各种活动的根本，而关节能否灵活运动，则有赖于筋膜、肌肉及骨骼的密切合作，缺一不可。《黄帝内经》记载："肝主身之筋膜""肝藏血，主筋"。所以中医的筋，相当于西医生理解剖学的肌腱、韧带及筋膜等组织，而肌腱和韧带的松弛、收缩等活动，以及筋膜功能是否正常运作均与肝血有关。

《黄帝内经》又云："宗筋主束骨而利机关也。"若肝血充足，筋膜获得营养，则可维持正常功能；若肝血不足，则会引起关节酸痛、手脚麻木、行动不灵活、抽筋抽搐、肌肉紧绷、颈部及四肢僵硬等病症，类似于西医里的肌腱炎、肌筋膜炎、关节炎、韧带松弛、狭窄性腱鞘炎及网球肘等病。

《黄帝内经·素问·宣明五气篇》记载："酸入肝，酸走筋"。时常适量饮用酸性饮料，如桑椹汁、柳橙汁、柠檬汁、酸梅汁及水果醋等，有助于滋补肝血、营养筋膜，也可促进消化吸收与解酒；但若空腹饮用过量，就会伤害肠胃，造成营养消化、吸收不良，气血不足，进而筋膜得不到肝血滋养，出现功能障碍。所以应在用餐后饮用，250毫升为宜。

筋骨酸痛是门诊常见的病症，严重的会影响生活质量，因此要好好保养筋骨，适当运动，切忌运动或耗用过度。

日常生活保健法（按摩法）

手三里穴

位置：距离肘横纹约二寸处。

功效：舒筋活络、行气止痛。

适应证：手肘或肩背酸痛、腰背疼痛、四肢酸麻。

方法：以拇指指腹按揉对侧手三里穴，同时慢慢活动不舒服的部位，可使肌肉逐渐放松。

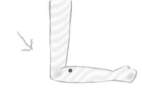

小腿按摩

位置：整个小腿肚。

功效：促进小腿血液循环，减缓痉挛抽筋。

适应证：下肢肿胀沉重、抽筋、疼痛。

方法：将舒筋活络油涂在小腿上，一手手掌虎口朝下，握住小腿的下方，用大拇指和其余四指，由下往上、由轻到重按捏，再换另一只手。每次按摩3～5分钟，每天2～3次。

舒筋活络油

功效：舒筋活络、祛湿止痛

材料：伸筋草11克、丝瓜络11克、路路通8克、络石藤8克、川芎8克、橄榄油500毫升。

制作方法：将所有药材放入橄榄油中，浸泡约15天即可使用。

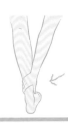

补血疏筋茶

补养肝血 健脾和胃 滋润肝阴

养肝药材小解说

▌ 性味酸、温，作用部位为肝、脾，具有舒筋活络、去除湿气、健脾养胃等功效。

▌ 它是治疗筋脉僵硬、肢体酸痛等的常用药。

▌ 现代研究表明，其有消肿止痛的药理作用。

木瓜

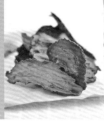

适用对象：肝血虚弱者

适用症状 容易抽筋，肌腱、韧带、筋膜、肌肉酸痛僵硬，关节酸软无力、疼痛。

分量：2天的量。

材料：红枣8个、炙甘草11克、木瓜8克、赤芍8克、白芍8克、钩藤8克、红糖少量。

制作方法：将全部药材分为4份，每次取1份装入茶包袋，放入保温杯中，加250～300毫升沸水冲泡，焖5～10分钟，加入红糖拌匀，即可代茶饮用，可回冲1次。

注意事项：兼有火热者，加麦冬19克；容易腹泻者，加茯苓11克。

从胆看肝的情况

中医看胆和肝的关联

中医所谓的胆的功能包含西医胆的功能及部分情绪的反应，这篇先谈有关胆的部分，情绪部分后文（P26）再深入叙述。

胆囊是位于右上腹部、肝脏中间的梨形囊状物，肝脏制造胆汁后会储存在胆囊中，吃入含油脂的食物后，胆囊就会开始收缩分泌胆汁，经由胆总管将胆汁送入肠道，促进脂肪的消化吸收，因此肝胆互相合作，就不易产生消化不良的症状。若肝的调节功能不良，就会影响胆汁的分泌、排出与代谢，不仅会产生胃肠道病症，严重的还会引起胆结石、胆囊炎、黄疸等。

胆汁是肝细胞利用胆固醇合成制造的消化液，成分包括胆盐、卵磷脂及胆固醇。胆汁具有乳化脂肪的功能，也就是可将脂肪分解成均匀细小的颗粒，进而促进脂肪消化。当胆汁中胆固醇含量过高时，胆汁由液状逐渐变成浓稠状，最后沉淀于胆管或胆囊，成为颗粒状的结晶体，就是胆结石。50%的胆结石患者没有症状，经由体检得知，1/3的患者会出现食欲不振、口苦口干、恶心呕吐、烦躁微热、右上腹隐隐作痛、腹胀刺痛及右肩背部放射痛等症状，严重的会出现剧烈腹痛、冷汗直流、发热或黄疸等急腹症症状。

脸色发黄的原因

临床上经常会遇到脸色发黄的患者怀疑自己的肝有问题，所以才出现黄疸。其实脸色发黄的原因部分是肝脏细胞受伤，无法代谢胆红素，进而产生黄疸；其余则是因为贫血或者胡萝卜素摄取过多，而造成皮肤发黄。若脸色发黄，可参考下列指标来辨别发黄的病因。

原因①——黄疸

体内老化的红细胞在肝脏、脾脏及骨髓破坏后，部分会形成胆红素，经由肝脏分解则进入胆汁中，最后进入肠道，形成粪胆素排出体外。可抽血检验"直接胆红素"及"总胆红素"的含量，来判定是否有黄疸。当患肝脏疾病、溶血及长期禁食，使血液内胆红素大于2.5 mg/dL时，就会沉积在身体黏膜或皮肤，形成眼白（巩膜）发黄、身体发黄、小便深黄的外在表现。

总胆红素及直接胆红素的正常值：

总胆红素：0.5～1.5 mg/dL。

直接胆红素：0.2～0.4 mg/dL。

原因②——贫血

脸色苍白、头昏眼花、蹲下站起后容易眼冒金星、没有力气、总想睡觉，这是贫血的典型症状；然而蜡黄、暗沉、没有血色的外貌，也十分常见。贫血患者只有脸色蜡黄，其余黏膜或皮肤均十分苍白，常见如眼白清澈、眼睑苍白、指甲发白及嘴唇发白，和黄疸的全身发黄是不同的。

红细胞数及血红素的正常值：

红细胞数：$4 \times 10^{12} \sim 6 \times 10^{12}/mm^3$。

血红素：12～14 g/dL。

原因③——胡萝卜素血症

胡萝卜素是人体无法制造的必需维生素，可从胡萝卜、木瓜、西红柿、南瓜、红薯、菠菜等蔬果中获得。这些只溶于脂肪的维生素，若摄取过多，5～7周以后，体内胡萝卜素就会超过正常值的3倍以上，容易沉积到富含皮脂腺及角质层肥厚的部位，如额头和鼻翼旁的T字部位、手掌、脚掌等处，形成蜡黄肤色，只要不再过量摄取，就会逐渐恢复正常肤色。因为胡萝卜素不会沉积于眼睛的结膜和巩膜，所以可以从眼白是否发黄来区别是否为黄疸。

脸色蜡黄是常见的"面子"问题，只要找出原因，积极治疗，再加上均衡的饮食，一般而言，经过调理后，大部分都会恢复健康的红嫩肤色。

脏腑按摩

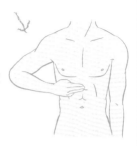

胆区按摩

位置：右侧乳房下缘下三指处。

功效：保肝利胆、促进消化。

适应证：右上腹隐隐作痛、胀气刺痛、胆结石、胆囊炎、黄疸等肝胆疾病。

方法：将消石按摩油涂在胆区，用食指、中指顺时针按摩。每次按摩1～3分钟，每天2～3次。

消石按摩油

功效：保肝利胆、行气消石

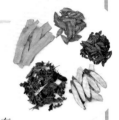

材料：赤芍11克、郁金11克、白芍8克、香附8克、紫苏6克、苦茶油500毫升。

制作方法：将所有药材放入苦茶油中，浸泡约15天即可使用，做好后可放入冰箱冷藏保存。

适用对象：胆结石患者

适用症状：胃口不好、口苦口渴、恶心呕吐、烦躁怕热、右上腹隐隐作痛及右肩背部的放射痛。

茶饮

分量：2天的量。

材料：红枣19克、玉竹19克、鸡内金11克、金钱草11克、化石草11克、党参11克、丹参11克、冰糖适量。

制作方法：全部药材加1500毫升水浸泡约30分钟，大火煮沸后转小火熬煮45分钟，过滤后加入冰糖拌匀即可代茶饮用。

注意事项：❶ 若想饮用1天以上，煮好待凉后放入冰箱冷藏，饮用前先加热。

❷ 大便不顺畅、容易便秘者，加决明子19克；容易腹泻者，加茯苓19克。

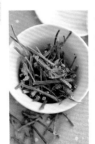

化石草

养肝药材小解说

▌作用于肝、胆、肾、膀胱等部位，有清热消炎、利尿、排石及去湿气、退黄疸等功效。

▌它是治疗肝炎、胆囊炎及胆结石的常用药。

▌使用量一般为干品38～113克，鲜品113～150克。

消石
养生茶

促进结石代谢

清热祛湿

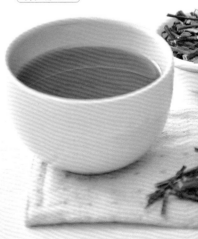

从**消化系统**看肝的情况

中医看消化系统和肝的关联

中医的病因病理、治疗原则与"木火土金水"五行的相生相克理论关系密切，其中肝属木，脾属土，当肝气郁结或肝火过旺，就会产生肝木克脾土的表现。所以临床发现，大多数肝病患者会同时出现脾胃消化不良的症状。而《金匮要略》就提出治疗肝病的重要原则："见肝之病，知肝传脾，当先实脾。"意思是，当我们治疗肝病时，要维护与强化脾胃的消化系统，因为脾胃为人体的后天之本，有着完备的消化功能，可吸收食物与药物精华，增强元气与免疫力，提高肝病的治愈率。

常出现的肝脏病证

《黄帝内经》记载："肝主疏泄，性喜条达"。表明肝有疏泄功能，掌管全身气机的正常运作，以通畅、循行无阻碍为佳，肝气郁结则主要会影响消化功能、情绪管控与气血循环。所以当肝的疏泄功能失常时，会出现脾胃功能障碍及胆汁分泌排泄不良等消化症状，并产生以下常见的病证。

病证①：肝脾不调
出现症状：当情绪郁闷时，脾胃气虚者就容易出现食欲不振、腹部胀闷、大便较软、体重减轻、不长肉等消化吸收功能失常的症状。
处理方式：服用玫瑰花、麦芽、党参、葛根等来疏肝健脾、调理肠胃。

病证②：脾胃虚寒
出现症状：怕冷怕风、胃酸分泌过多、胃痛或腹泻，严重的会引起胃十二指肠溃疡。
处理方式：服用肉桂、川七、白术等来暖胃、散寒止痛。

病证③：肝胃不和
出现症状：胃中产生消化不佳的浊气，向上则会出现打嗝、恶心反胃、呕吐酸水、胃食管反流、食管灼热疼痛等。
处理方式：服用竹茹、黄芩、陈皮、厚朴等来和胃降气、止呕。

病证④：肝胃火热
出现症状：烦躁易怒、容易饥饿却吃不多、干呕胀气、排便不顺、大便干硬、羊屎便、便秘、便血等。
处理方式：服用决明子、玉竹、柴胡等来清肝退火、润肠通便。

脾胃是人体吸收食物精华与药物成分的主要器官，若消化吸收功能失常，身体细胞将因无法更新修复而败坏，所以后天之本——脾胃的保养，是维护健康的首要原则。

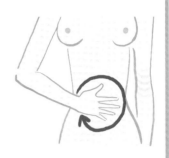

日常生活保健法

按摩法

腹部按摩位置：以肚脐为中心。

功效：调理肠胃，改善消化不良等症状。

适应证：胃痛胀气、恶心打嗝、排便异常。

方法：调理肠胃按摩油涂在腹部上，将手掌放在肚脐旁，一般人或容易便秘者顺时针按摩，容易腹泻者逆时针按摩。每次约3分钟，每天1～3次。

备注：饭后1小时再做。

调理肠胃按摩油

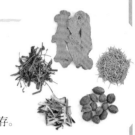

功效：健脾养胃，增强消化功能

材料：白术11克、砂仁11克、青皮11克、迷迭香6克、薄荷6克、苦茶油500毫升。

制作方法：所有药材放入苦茶油中，浸泡约15天即可使用，做好后可放入冰箱冷藏保存。

适用对象：肝脾不调及肝胃不和的消化不良者

适用症状：情绪郁闷、食欲不振、打嗝、恶心反胃、胃痛、腹部胀闷、胃酸分泌过多、胃食管反流等。

日常生活保健法

茶饮

分量：2天的量。

材料：党参11克、石斛11克、砂仁6克、香附6克、冰糖适量。

制作方法：将全部药材分为4份，每次取1份装入茶包袋，放入保温杯中，加250～300毫升沸水冲泡，焖5～10分钟，加入冰糖拌匀即可代茶饮用，可回冲1次。

注意事项：嗳气打嗝、恶心反胃者，加竹茹6克；胃痛者，加炙甘草19克；胃酸分泌过多者，加川七4克；排便不畅者，加番泻叶2～4克；便软腹泻者，加茯苓8克。

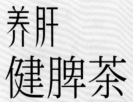

养肝健脾茶

疏肝解郁　补气健脾

调和肠胃

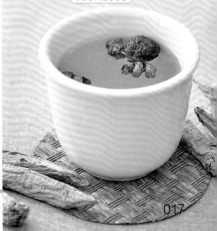

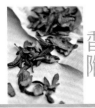

养肝药材小解说

香附

▌性味辛、微苦、平，作用部位为肝、胃，具有疏肝解郁、行气消胀及减缓疼痛等功效。

▌它可治疗因情绪不畅引起的各种痛症，如肋骨区疼痛及胃肠胀痛。

从**生殖系统**看肝的情况

中医看生殖系统和肝的关联

　　肝经的行经路线会经过乳房和生殖系统，所以这两个器官的疾病都与肝经有密不可分的关系。因此，乳房发育不良、月经失调、不孕、性功能异常、更年期症状，以及乳房、子宫、卵巢、前列腺及睾丸等男女性生殖系统肿瘤，都与肝有关，需要对肝进行调理。

常出现的肝脏病证

　　下面是和肝有关的生殖系统常见病证，根据这些分类调养身体，有助于提早改善不适。

病证①：肝肾虚弱

出现症状：脸色苍白或蜡黄、嘴唇白且皮肤干燥；男性阳痿、滑精、早泄、精子活力弱或数量不足，女性月经量少或延后、乳房发育不良。

处理方式：服用淫羊藿、女贞子、当归及淮山药来调补肝肾。

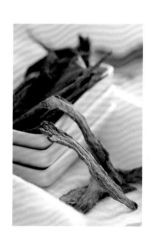

病证②：肝经受寒

出现症状：下腹部隐隐作痛，女性出现月经延后、经量少、经期腹痛、月经色暗黑夹血块、白带量多色清晰。

处理方式：服用何首乌、香附、杜仲等来暖肝散寒。

病证③：肝气郁结

出现症状：精神抑郁、紧张焦虑、忧郁喜叹气、烦躁压力大、胸口闷不舒畅；女性月经周期不规则、经期腹痛、乳房胀痛、月经夹血块。

处理方式：服用柴胡、玫瑰花、麦芽、川楝等来疏肝解郁。

病证④：肝血瘀阻

出现症状：肝斑，生殖系统肿瘤，如前列腺肿瘤、子宫肌瘤、卵巢肿瘤及乳房肿瘤等。

处理方式：服用马鞭草、赤芍、丹参、红花等来活血化瘀、软化肿块或结节。

病证⑤：肝经火热

出现症状：男性容易梦遗、性欲过度亢奋但不持久、前列腺发炎；女性月经提前、颜色鲜红、量多、阴部干燥、瘙痒、阴道分泌物色黄味腥臭或如豆腐渣。

处理方式：服用知母、龟板及旱莲草等来清热镇定降肝火。

　　生殖系统保养得宜，不仅更年期不会提早到来，更是能否安然度过更年期的关键，所以适当调养肝肾，就能健健康康地进入"银发族"！

日常生活保健法

穴位按摩

气海穴

位置：腹部正中线，肚脐下一寸半。

功效：补肾气、壮元阳。

适应证：男性阳痿、早泄、梦遗、滑精、尿频、夜尿；
女性月经失调、经血过多、痛经、闭经、白带
清稀、不孕等虚弱症状。

方法：以拇指、食指或中指指腹按揉此穴，每按5秒，
休息1秒，直到出现酸麻、发胀、微微发热感。
每次按揉1～3分钟，每天1～3次。

关元穴

位置：腹部正中线，肚脐下三寸（四指横宽为三寸）。

功效：补气益肾、调补先天元气，为生殖系统及泌尿道
疾病常用穴。

适应证：漏尿、夜尿量多、尿频、阳痿、早泄、梦遗、
滑精及妇科疾病等。

方法：以拇指、食指或中指指腹按揉此穴，每按5秒，
休息1秒，直到出现酸麻、发胀、微微发热感。
每次按揉1～3分钟，每天1～3次。

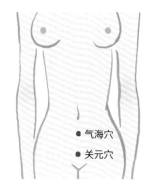

● 气海穴

● 关元穴

适用对象：肝肾虚弱者

适用症状 男性阳痿、滑精、早泄、精子活力弱或数量不足；女性月经量少、延后、乳房发育不良。

日常生活保健法

茶饮

分量：1～2天的量。

材料：天冬19克、菟丝子11克、党参8克、丹参6克。

制作方法：将全部药材分为4份，每次取1份装入茶包袋，放入保温杯中，加250～300毫升沸水冲泡，焖5～10分钟即可代茶饮用，可回冲1次。

注意事项： ❶ 兼有火热者，加菊花11克；消化不良者，加紫苏8克。
　　　　　 ❷ 患妇科肿瘤者，将菟丝子改成续断。

养肝药材小解说

▌性味辛、甘、平，作用部位为肝、肾，具有养肝明目、补益肾精及健脾止泻的功效。

▌主治阳痿、不孕、腰膝冷痛及便软腹泻。

▌现代研究表明，其含有维生素A，有增强心脏收缩功能、兴奋子宫及降血压等药理作用。

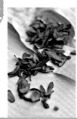

菟丝子

菟丝天冬茶

补肝滋肾　健脾和胃

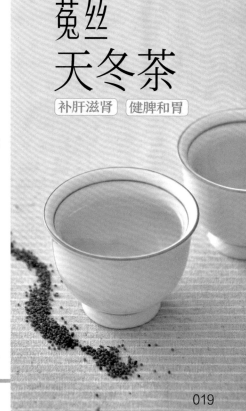

从内分泌系统看肝的情况

中医看内分泌和肝的关联

　　首先，肝经会经过睾丸（男性）或卵巢（女性）、肝脏、甲状腺，最后连及大脑。因此，肝也掌管部分内分泌功能。其次，肝的藏血功能和月经周期关系密切，这与西医中肝脏具有制造激素的功能不谋而合。所以当上述内分泌功能出现异常，可以从肝经入手治疗。

　　当甲状腺功能亢进，出现心跳快、烦躁易怒、睡眠不稳及眼球突出等症状时，则为心肝火旺，可选用柴胡、白芍及麦冬等来清热除烦，降肝火；当甲状腺功能低下、男女性激素不足，出现月经失调、性欲减退、不孕及新陈代谢异常等症状时，则为肝肾不足，可选用菟丝子、女贞子、刺五加及续断来温补肝肾；若出现甲状腺结节、脑部肿瘤，则为肝血瘀阻，可选用鳖甲、赤芍、川七、红花等来活血化瘀、软化肿块结节。

　　内分泌系统掌管人体的生长、发育与生殖功能，所以肝脏保养得宜，人就不易衰老。要特别提醒读者千万不可擅自乱吃燥热补品，以免造成激素分泌异常，刺激肿瘤变大或恶化，反而得不偿失。

日常生活保健法 茶饮

养肝益肾茶

〔补肝养血〕
〔温润益肾〕

适用对象：肝肾不足者

适用症状　容易疲劳、月经失调、性欲减退、不孕及新陈代谢异常。

分量： 2天的量。

材料： 蜜黄精19克、续断11克、桑椹8克、何首乌8克。

制作方法： 将全部药材分为4份，每次取1份装入茶包袋，放入保温杯中，加250～300毫升沸水冲泡，焖5～10分钟即可代茶饮用，可回冲1次。

注意事项： 兼有火热者，加女贞子11克；消化不良者，加茯苓8克。

养肝药材小解说

续断

■ 又名川断或川续断，性味苦、温，有补肝肾、调理月经、通畅血脉、安胎止血的功能。

■ 常用于治疗月经失调、先兆流产、尿频、漏尿等。

■ 现代研究表明，其含有维生素E，可养生抗衰老。

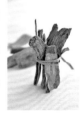

从神经、血压看肝的情况

中医看神经、血压和肝的关联

"风、寒、暑、湿、燥、火"是中医六种外来的病气，其中"风"与肝的关系最密切，《黄帝内经》记载："诸风掉眩，皆属于肝。"所谓"风，善行而数变"，是说风的质地轻，容易冲向头部或走窜身体，具有变化无常、游走不定、疾病发作迅速、消退也快速的特点。而"掉"就是摇动，也就是身体振动摇晃的病症；"眩"就是眼前一片黑、头晕目眩。

所以头部、皮肤、肌肉经络或抽动、抖动性的疾病，大部分都与"肝风"有关，例如，头痛眩晕、眼皮不停抽动、手脚不自主抖动、震颤、脸部肌肉异常抽搐、四肢肌肉酸麻疼痛、四肢僵直难以弯曲或伸展、皮肤瘙痒、血压偏高。平肝祛风为中医治疗高血压、神经系统及情绪失调的主要原则，内服中药并外用针灸，效果显著。

另外，肝经起于足背大拇趾后，由大腿内侧进入腹腔，上行胁肋部，进入肝脏与胆囊，所以肋骨区的闷胀、疼痛均与肝有关。因此，常见的肋间神经痛、带状疱疹、高血压、瑞氏综合征、多动症、帕金森病及皮肤疾病都是肝的部分功能失调造成的。

常出现的肝脏病证

当身体出现情绪障碍、神经病症及血压异常等"肝风"症状时，可依以下分型，适当保养，有助于症状改善。

病证①：肝气郁结
出现症状：精神忧郁、喜叹气、压力大、肋骨处闷胀。
处理方式：选用玫瑰花、麦芽及白芍等来疏肝解郁。

病证②：肝郁血虚
出现症状：脸色苍白或蜡黄、头晕欲倒、抽筋、麻木、脸部肌肉
　　　　　异常抽搐、四肢肌肉酸麻、四肢僵直（难以弯曲或
　　　　　伸展）。
处理方式：选用刺五加、鸡血藤、桑椹、木瓜等滋补气血、
　　　　　祛风。

病证③：肝经受寒
出现症状：天冷或遇寒则肋骨区抽痛。
处理方式：选用桂枝、香附及防风等来散寒止痛。

病证④：肝经火热
出现症状：面红口苦、躁动不安、难以入眠、手脚不自主抖动、
　　　　　震颤、皮肤瘙痒、血压偏高。
处理方式：选用钩藤、紫草根及夏枯草等来清热除烦，降肝火。

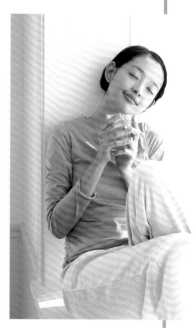

穴位按摩

风池穴

位置：脖子后面，枕骨下方，与耳垂相平，大筋外侧凹陷处。

功效：祛风清热、耳聪目明。

适应证：头痛眩晕、颈部僵硬及肩背疼痛等。

方法：以食指或中指指腹按揉此穴，每按5秒，休息1秒，直到出现酸麻、发胀、微微发热感。每次按揉1～3分钟，每天1～3次。

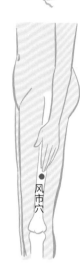

风市穴

位置：双腿伸直，双手下垂时，大腿外侧正中，中指指尖所点之处。

功效：疏经活络、祛风止痛、行气化湿。

适应证：下肢酸软或麻木疼痛、半身不遂及行动不灵活。

方法：以食指或中指指腹按揉此穴，每按5秒，休息1秒，直到出现酸麻、发胀、微微发热感。每次按揉1～3分钟，每天1～3次。

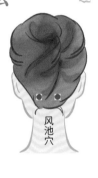

风池穴

风市穴

茶饮

阿胶补血茶

滋润肝阴　健脾和胃

补肝血止头晕

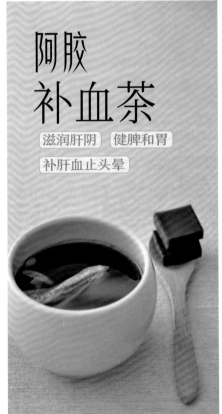

适用对象：肝郁血虚者

适用症状：脸色苍白或蜡黄、头晕欲倒、抽筋麻木、脸部肌肉异常抽搐、肌肉酸麻僵化。

分量：2天的量。

材料：党参11克、桑椹11克、桂枝6克、阿胶4克。

制作方法：除阿胶外，其余药料分为2份，每次取1份装入茶包袋，与1/2阿胶一起放入保温杯中，加250～300毫升沸水冲泡，焖5～10分钟，拌匀即可代茶饮用，可回冲1次。

注意事项：兼有火热者，加菊花11克；消化不良者，加紫苏8克。

阿胶

养肝药材小解说

性味甘、平，作用部位为肝、肾、肺，具有补血止晕、滋阴止血、润肺止咳、通便的功效，还有促进红细胞生成、改善钙平衡、促进钙吸收及营养肌肉等药理作用。

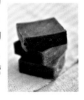

清肝泻火

滋阴养血

钩藤降火茶

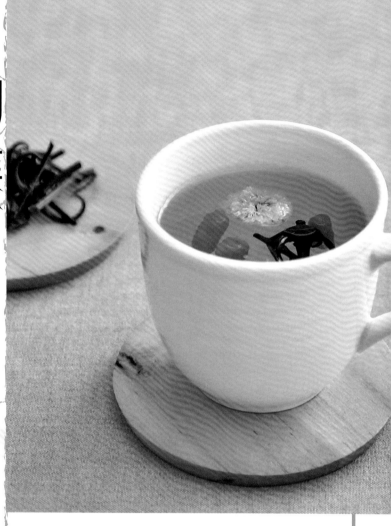

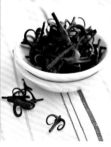

钩藤

养肝药材小解说

■ 性味甘、微寒，作用部位为肝、心包，具有清热平肝及祛风止痉挛的作用。

■ 它是治疗肌肉抽搐、头痛头胀、高血压等症状的常用药。

■ 现代药理研究表明，它有镇静、扩张周围血管、减缓心律、降低血压及防治癫痫等作用。

适用对象：肝经火热者

适用症状 面红口苦、躁动不安、难以入眠、手脚不自主抖动、震颤、皮肤瘙痒、血压偏高。

分量：2天的量。

材料：枸杞19克、旱莲草8克、杭菊8克、钩藤8克、野生天麻6克。

制作方法：将全部药材分为4份，每次取1份装入茶包袋，放入保温杯中，加250～300毫升沸水冲泡，焖5～10分钟即可代茶饮用，可回冲1次。

注意事项：兼有火热者，加白芍19克；容易腹泻者，加葛根8克。

从血液看肝的情况

中医看血液和肝的关联

《黄帝内经》记载："肝藏血，心行之"，表明肝具有贮藏血液、调节血液循环和预防出血的功能，而心则具有将营养丰富的血液，经血管输送到全身的功能。因此，人体组织器官能有充分的血液供给，除了需要健全的心脏功能，也需要肝的调节与贮藏血液的功能正常。

《黄帝内经》又说："人卧血归于肝，肝受血而能视，足受血而能步，掌受血而能握，指受血而能摄。"后人曾有注解云："人动则血运于诸经，人静则血归于肝。"表示当人体休息不活动时，内在的组织细胞需要的血量较少，所以部分血液则流入肝脏而储存于肝，让肝细胞获得足够养分而代谢更新；当活动加剧时，血液会从肝内适量排出，增加心脏血液循环，以供身体活动的需求，所以四肢五官的功能正常运作，就有赖于肝血的正常释出。

常出现的肝脏病证

当肝血虚弱或肝火旺盛时，就会出现和血液有关的不适症状，可由以下说明来了解处理方式。

病证①：肝血虚弱

若肝血虚弱，无法正常供应给手足与眼睛，就容易出现视力模糊、手足无力、活动不灵活等虚证，可选用枸杞、当归、鸡血藤等补血药来调养肝血。

此外，一般只有动脉提供营养的含氧血给细胞利用，但肝脏另有一条肝门静脉提供营养。这条来自胃肠道的肝门静脉，携带胃肠道消化吸收的养分及代谢废物，进入肝脏后由肝细胞再次代谢、储藏或运输到其他部位。另外，肝脏除了贮藏血液，也是肝糖、脂肪、维生素及微量矿物质的储存处，这就是"肝藏血"的另一含义，当这些营养素不足时，就容易产生疲劳无力、视力减退、身体机能低下的气血虚弱症候群，可选用刺五加、何首乌、黄芪、石斛等滋补气血，增强体力。

病证②：肝火过盛

当肝火过盛时，火热会逼迫血液溢出血管，造成眼底出血、咳痰夹血丝、流鼻血、吐血、尿血、便血、月经量过多或非经期出血等肝不藏血现象。所以肝的藏血功能，也是身体是否会异常出血的关键，当收敛功能正常，血液就不会自行流出血管外，可避免出血。若有出血情况，可选用白茅根、槐花、地榆、生地、小蓟等来清凉镇静、止血。

肝是人体血液的储藏所，当身体需要量增加时，就会释放大量血液以供使用，维持正常功能，活动减少时血液就回流入肝。若调节储存血量的功能失常，可以用中药与针灸一同治疗，以改善症状。

清热止血茶

清热退火　凉血止血

适用对象：肝火过盛，容易出血者

适用症状 眼底出血、咳痰夹血丝、流鼻血、吐血、尿血、便血、月经量过多或非经期出血等。

分量： 2天的量。

材料： 红枣19克、小蓟11克、白茅根11克、百合11克、钩藤11克、桂花4克、果糖适量。

制作方法： 将全部药材分为4份，每次取1份装入茶包袋，放入保温杯中，加250～300毫升沸水冲泡，焖5～10分钟，加入果糖拌匀即可代茶饮用，可回冲1次。

注意事项： 容易胃痛、腹泻者，加党参8克，以红糖调味；燥热严重、容易便秘者，则加决明子11～19克，以蜂蜜调味。

养肝药材小解说

小蓟

■ 性味甘、凉，作用部位为心、肝，具有清热凉血、缓解出血的作用，是治疗眼底出血、牙龈出血、流鼻血、咯血、吐血、尿血等各种出血性疾病的常用药。

适用对象：肝血虚弱者

适用症状 视力模糊、手足无力、活动不灵活等。

分量： 2天的量。

材料： 红枣19克、天冬19克、刺五加11克、杜仲叶6克、当归4克。

制作方法： 刺五加磨成粗粉后，将全部药材分成4份，每次取1份装入茶包袋，放入保温杯中，加250～300毫升沸水冲泡，焖5～10分钟即可代茶饮用，可回冲1次。

注意事项： 口渴、便秘者，加玉竹19克；消化不良者，加紫苏8克。

手足强壮茶

补气养血
滋润肝阴
强壮手足

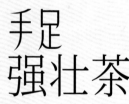

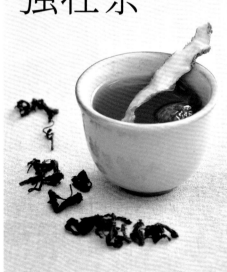

养肝药材小解说

当归

■ 性味甘、辛、温，作用部位为心、肝、脾，具有补血润肠及活血止痛等功效。可强肝保肝、降低血脂、抗恶性贫血、防止心肌缺血、促进局部血液循环。

■ 其含大量油质且为滋腻的补血药，容易引起消化不良、食欲不佳、腹部胀满，排便软或腹泻者不宜单独服用。

从**精神情绪**看肝的情况

中医看精神情绪和肝的关联

中医的致病因素，包括"外来病因""内在情绪""不内外因"三大类，病因不去除就无法治本。其中"内在情绪"就是七情，包括喜、怒、忧、思、悲、恐、惊等七种情绪。七情本为情绪的正常疏泄，若体内七种情绪表现过于强烈，就会成为伤害身体的毒素，引起精神失调或生理功能异常，甚至成为部分肿瘤的诱因。

《黄帝内经》记载："心者，君主之官，神明出焉。""心藏神"表示心神掌管人的情绪与思维活动，此时的心神指的是大脑中枢神经部分功能。然而《黄帝内经》又说："肝主疏泄，在志为怒，怒伤肝。"表示肝具有疏通宣泄、安抚情绪的功能，长期抑郁或时常暴怒，则是肝的最大内在病因，会引起门诊中常见的焦虑症、忧郁症及躁狂症等。

常出现的肝脏病证

《黄帝内经》云："肝者，将军之官，谋虑出焉。"肝就像指挥作战的三军统帅，运筹帷幄，思想谋略，辅助心脏，使中枢神经正常运作。"胆病则心动不安、胆小寡断"，所以心、肝、胆是掌管情绪的重要脏腑。下面介绍有关情绪的肝脏病证及处理方式。

病证①：肝气郁结
出现症状：精神抑郁、焦虑、忧郁、紧张、易受惊吓、压力大、喜叹气、胸闷、烦闷，睡眠差、头痛头胀、嗳气泛酸、胁腹胀痛、肌肉紧绷。
处理方式：选用玫瑰花、牡丹皮及合欢花等来疏肝解郁。

病证②：肝胆虚弱
出现症状：精神无法集中、记忆力退减、缺乏自信心、犹豫不决、优柔寡断、胆小害怕、心惊胆战、情绪低落、对事物失去兴趣、提不起劲、失去活力、容易疲倦、说话变慢且小声、反应慢且常会停顿、悲观消极。
处理方式：选用人参、当归、何首乌等滋补肝胆。

病证③：肝经火热
出现症状：情绪高亢、异常兴奋、话语不休、好辩善争论、烦热易怒、焦躁不安、常与人发生冲突、怪异的强迫行为、手易发抖、不易入睡、睡眠差易醒、多梦、心悸心烦、心跳快。
处理方式：选用酸枣仁、淮小麦、刺蒺藜及菊花等来清热除烦，降肝火。

忧郁症、焦虑症、躁狂症及心身症是常见的生活方式病，当无法避免压力时，提升抗压能力，适时疏压，疏解郁闷，就可避免压力症候群上身。

 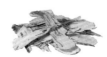

涌泉穴

位置：足趾头除外，足掌前 1/3 的中点，屈趾时出现凹陷处。

功效：平肝息风、滋阴益肾、清热通便。

适应证：头痛头晕、发热烦躁、手足心热、大小便不畅等。

方法：将玫瑰按摩油涂在穴位上，以拇指、食指或中指指腹按揉
此穴，每按 5 秒，休息 1 秒，直到出现酸麻、发胀、微微
发热感。每次按揉 1～3 分钟，每天 1～3 次。

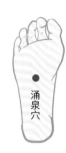

涌泉穴

玫瑰按摩油

功效：疏解郁闷、身心逍遥

材料：牡丹皮19克、刺蒺藜11克、茯神11克、菊花6克、玫瑰花
10朵、杏仁油500毫升。

制作方法：所有药材放入杏仁油中，浸泡约15天即可使用。

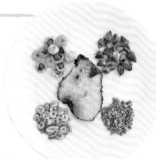

适用对象：情绪失调者（适用于一般人，久服令人身心舒畅）

适用症状　精神抑郁、焦虑、忧郁、紧张、易受惊吓、压力
大、喜叹气、胸闷、烦闷、睡眠差、头痛头胀、嘴
巴嗝气、泛酸水、胁腹胀痛、肌肉紧绷。

分量：2天的量。

材料：淮小麦38克、夜交藤11克、葛根11克、酸枣仁8
克、合欢花6克、桂花4克、玫瑰花12朵。

制作方法：淮小麦磨成粗粉后，将全部药材分为4份，
每次取1份装入茶包袋，放入保温瓶中，加
250～350毫升沸水冲泡，焖约5分钟即可代
茶饮用，可回冲1次。

注意事项：疲劳无力者，加黄芪8克；腹泻者，加茯苓
11克；便秘者，加决明子11克。

养肝药材小解说

 桂花

▌性味辛、甘、温，作用于心、肝，有安心宁神、
疏解郁闷、芳香除臭、暖胃止痛、生津润肺等
功效。

▌适用于情绪失调、腹胀胃痛及口臭等症的治疗。

逍遥玫瑰茶

补气养血
逍遥解郁
宁心安神
通经活络

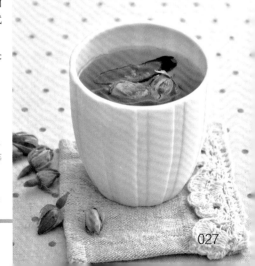

肝不好，身体会告诉你

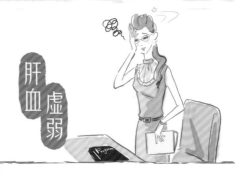

肝没有神经，很难通过疼痛找出问题，但在中医看来，肝并不是单一的肝脏，所以当身体其他部位出现一些病症时，就代表它出现了问题，赶快来检视一下，别再忽略这沉默又重要的器官了！

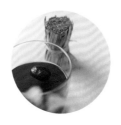

在"心、肝、脾、肺、肾"五脏当中，肝的病理特点与其他四个脏器不尽相同。在虚证方面，五脏均会出现阳气虚弱的症状，但因"肝气、肝阳常有余，肝阴、肝血常不足"，所以在阳气方面，肝较少出现"肝气不足""肝阳虚弱"的病症，而肝阴、肝血不足则是各个年龄层均易出现的肝病虚弱证。

当外来的病气入侵（以火热毒及燥气最为常见），或情绪过度激动（以抑郁及愤怒为主），使肝功能无法正常运作时，则会出现肝的实证，常见的有"肝气郁结""肝胆火热""肝风内动"等，其所影响的是整体中医"肝"的范畴，非单指西医的"肝脏"而言，这是东西方医学的差异点。

肝血虚弱除与遗传体质关系密切外，还与身体吸收营养不足或消耗过多有关。因为肝血主要是由食物的营养来补充，如果时常减肥、吃素等，或是消耗过多，如慢性出血、月经过多等，就会造成肝血虚弱。

易发生的年龄层

青少年、中年及老人等。

主要症状

◎ 容易疲劳、体力不佳；头昏头晕，蹲下后突然站起会眼冒金星
◎ 睡眠多梦、不易入睡或因缺氧嗜睡
◎ 脸色苍白无光泽或暗沉蜡黄、嘴唇颜色淡白
◎ 眼睛酸涩、视力减退或模糊、夜盲症
◎ 异常掉发、头发干枯、缺少亮丽光泽
◎ 指甲苍白、脆薄易断、粗糙不平、凹凸变形、生长缓慢甚则不生长
◎ 四肢末梢循环不佳、肢体麻木、容易抽筋、关节酸麻僵硬、活动不灵活
◎ 月经量少、经血颜色淡红、月经延后或一直不来

临床病例

临床曾见一年未长指甲的 10 岁女童，西医各科检查后，未见任何异常，后到中医门诊求治。经诊察后发现，女童的指甲颜色苍白、质地脆薄、容易断裂；课业繁重，且对自我要求高，正属于"肝血虚弱""肝气郁结"的综合征，因此建议其口服"逍遥散"治疗。一周后复诊，已长出些许指甲。

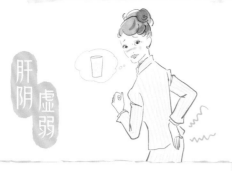

肝阴虚弱

　　肝阴虚弱除与遗传体质关系密切外，若性属凉或寒的食物摄取不足、无法及时补充，或常吃燥热的食物，也会造成肝阴虚弱。

易发生的年龄层

成年人、更年期人群及老人等。

主要症状

- 心情烦躁、容易动怒
- 睡眠质量差、多梦
- 头晕头胀
- 头皮出油、容易掉发或秃顶
- 脸发热发红，脸部皮肤干燥、保湿度不足，会出现细小皱纹或黑斑，容易出油，易长粉刺或痘痘
- 眼睛干燥、酸涩发红，甚至有干眼症
- 耳鸣、声音细小如蝉鸣
- 口干舌燥
- 手心及足心发烫
- 全身关节酸软无力、腰背酸疼
- 大便干燥不易解、小便量少色深黄
- 男性会有遗精现象
- 女性月经提前、颜色鲜红、量少或一直不来，阴部因缺乏分泌物会干燥、瘙痒

临床病例

　　60岁男性，因出现脸部发红、颜面变黑至门诊求治，诊察后发现患者的脸部皮肤干燥、脱屑，心情烦躁，正属于"肝肾阴虚"，建议其使用"知柏地黄丸"及"珍珠粉"治疗。两周后复诊，潮红逐渐减轻，脸色转白，持续治疗获得明显改善。

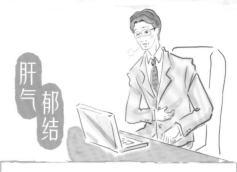

肝气郁结

　　适当的元气是肝功能正常运作的主要能量来源，当情绪受到刺激，使气循环不顺畅时，就容易出现肝气郁结。

易发生的年龄层

各个年龄层。

主要症状

- 睡眠质量不佳
- 容易紧张、焦虑不安、闷闷不乐、抗压性低
- 头部胀痛
- 咽喉部有异物感
- 打嗝、从嘴巴吐气、呕吐泛酸、胃胀胃痛
- 时觉胸口闷胀不畅、似重物压迫，时时叹气
- 乳房胀痛
- 胸肋部附近胀痛
- 小腹两侧胀痛
- 便秘或腹泻
- 月经周期不固定、经血排出不顺畅或痛经
- 全身肌肉酸痛，疼痛部位不固定，常因情绪刺激而诱发

临床病例

　　30岁男性上班族，因消化障碍至门诊求治，常打嗝、胀气、泛酸、食道有灼热感，排便正常，诊察后发现患者的工作压力大，且三餐不定时，正属于"肝气郁结"，兼见脾胃功能失常，因此建议其使用"柴胡疏肝汤"及"安中散"治疗。一周后复诊，症状逐渐减轻，持续治疗获得明显改善。

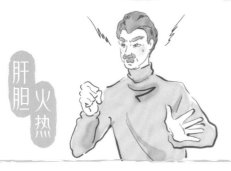

肝胆火热

　　无论是肝阴虚弱还是肝气郁结，若未积极治疗，时常熬夜或喜欢吃燥热上火的食物，都可能转化成肝胆火热证。

易发生的年龄层

青少年、成年人、更年期人群等。

主要症状

◎ 脾气暴躁、容易发怒、多动无法专注
◎ 难以入睡、睡着时做梦过多
◎ 头痛头胀
◎ 颜面红热
◎ 眼睛充血、红肿，眼分泌物多、色黄
◎ 耳鸣声音大（如潮水海浪声），影响听力
◎ 耳朵红肿疼痛
◎ 口苦口臭、口渴，饮水多
◎ 尿频、排尿疼痛，小便量少、色黄赤，尿血
◎ 大便干硬难解、便血，或有恶臭的稀软便
◎ 女子阴部瘙痒，阴道分泌物色黄、腥臭，阴道异常出血
◎ 男子前列腺炎

临床病例

　　40 岁男性，因出现口苦口臭，头部时常胀痛，耳鸣声如潮水般大声，排便困难（3～4 天一次），难以入眠，正属于"肝胆火热"，因此建议其使用"龙胆泻肝汤"及"一贯煎"治疗。一周后复诊，排便及头痛情况缓解甚多，但仍有耳鸣及失眠，持续治疗后，逐渐改善。

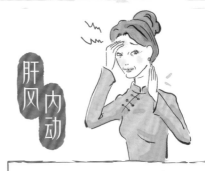

肝风内动

　　肝风内动是肝阴虚弱的进一步表现，会出现和神经、肌肉有关的疾病。

易发生的年龄层

成年人、更年期人群及老人等。

主要症状

◎ 头痛头胀
◎ 脖子僵硬紧绷，难以转动
◎ 眼皮、嘴唇、舌头及面颊等部位的肌肉不自主地抽动
◎ 手足肌肉异常抽动、震颤或抖动，严重者会出现痉挛，无法伸展或弯曲

临床病例

　　55 岁女性，因出现面色潮红、头痛头晕、脖子僵硬痛、心悸心慌，至门诊求治。诊察后发现，患者正值更年期，故原有的心血管疾病恶化，心动过速每分钟达 110 次，血压高过 180/110 mmHg（毫米汞柱），正属于"肝风内动"及"心阴虚"。因此，建议其使用"钩藤散"及"天王补心丹"治疗，并嘱咐需会同西医控制病情，一周后复诊，在中西医结合治疗下，血压逐渐下降，其他症状也逐渐改善。

您有一副好肝吗？

肝血虚弱

肝阴虚弱

肝气郁结

肝胆火热

肝风内动

利用以下的自我简易测试法，即可立即知道您的肝好不好！

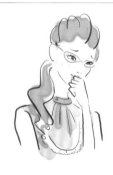

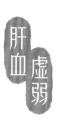

肝血虚弱

右列的情形若出现 3 个，表示您有轻微"肝血虚弱"，勾选症状越多越严重。饮食不当、营养吸收不足、素食者，或持续出血，如流鼻血、尿血、月经血量过多等患者，很容易产生"肝血不足"的症状。

此时应补充养肝血的食物或中药，如枸杞、当归、白芍、何首乌、桑椹、牛肝、菠菜、樱桃等；不宜常吃寒性或生冷的食品，如冰冷饮料、蔬菜沙拉；而茶叶中的单宁酸会影响补血药的吸收力，所以不宜过度饮用浓茶。

酸味食物具有滋养筋脉的功效，时常抽筋的人可多喝酸性饮料，如柠檬汁、酸梅汁、苹果汁等，来缓解僵硬的肌肉与肌腱，减少疼痛。在生活方面，作息要正常，不可过度劳累或运动，以使肝血适当补充，且不可消耗过多。

精神
- ☐ 体力差，容易疲劳

睡眠
- ☐ 嗜睡
- ☐ 不易入睡，睡着又容易做梦

头发
- ☐ 严重掉发（每天掉发超过 50 根）
- ☐ 头发干枯、缺少光泽

眼睛
- ☐ 眼睛常会感觉酸涩，甚至视力减退或模糊不清

指甲
- ☐ 指甲的颜色苍白、容易断
- ☐ 指甲表面粗糙不平整或变形
- ☐ 指甲生长的速度缓慢

内分泌
- ☐ 女性月经量少、颜色淡红
- ☐ 月经延后或一直不来

关节
- ☐ 四肢末梢循环差，容易抽筋
- ☐ 关节酸痛、僵硬，起坐不灵活

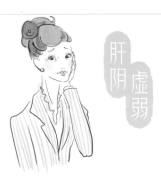

肝阴虚弱

情绪	☐ 心情烦躁，容易生气
面部	☐ 两颊常发热、发红 ☐ 脸部皮肤干燥，有细小的皱纹或黑斑
眼睛	☐ 眼睛干燥、酸涩发红，甚至有干眼症
耳朵	☐ 耳鸣，声音细小时要在安静的环境下才听见
关节	☐ 全身关节酸软无力 ☐ 常腰背酸疼
大小便	☐ 虽然吃了蔬果，但大便仍干硬难解 ☐ 即使水喝得很多，尿也很少、颜色很深
内分泌	☐ 男生会有遗精的现象 ☐ 女生会有月经提前的状况 ☐ 月经的颜色鲜红、量少或一直不来 ☐ 女生会阴部干燥、发痒

右列的情形若出现 3 个，表示您有轻微"肝阴不足"，勾选症状越多越严重。

饮食不当，常吃油炸熏烤及燥热食物，或时常熬夜，深处高温的工作环境，很容易产生干燥症状，建议多吃凉性食品或中药，例如，麦冬、沙参、女贞子、黄精、蛤蜊、白木耳、莲藕、橙子等，来清凉润燥；不宜常吃油炸、熏烤食品及炖汤，如炸鸡、羊肉炉及十全大补汤；烟酒也是常见的上火刺激品，应尽量避免。在生活方面，作息要正常，避免晚上 12 点以后就寝，让肝获得适当的修复与休息。

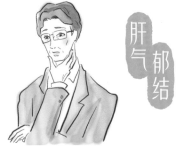

肝气郁结

情绪	☐ 容易紧张、焦虑 ☐ 常闷闷不乐，抗压性低 ☐ 常不自觉叹气 ☐ 胸口常觉得闷，好像被重物压着
睡眠	☐ 睡眠质量差（难入眠、睡觉时多梦、很容易醒、醒后难再入睡）
食欲	☐ 常觉得没有胃口，吃不下东西
胸腹部	☐ 胁肋部两侧胀痛 ☐ 下腹部两侧胀痛
大便	☐ 不是便秘，就是腹泻
内分泌	☐ 月经失调，如周期不固定、经血排出不顺畅或痛经 ☐ 生理期伴有乳房胀痛

右列的情形若出现 3 个，表示您有轻微的气郁不舒畅，勾选症状越多越严重。

一般而言，外来的情绪刺激，是使肝气郁结不通的主要病因。当心情抑郁或过度愤怒时，易产生肝气郁结、肠子打结不通、大便及消化障碍等症状，应以疏通肝气、调理肠胃的食物或中药，来宣泄阻塞的部分，如玫瑰花、柴胡、麦芽、白芍、党参、金针、菜花、菱角、鱼肉等；不宜常吃寒性、生冷或未熟的食品，如冰冷饮料、蔬菜沙拉，以免影响肝气的流通；至于燥热食物也应节制，若食用过多，则容易转变成"肝胆火热证"。

在生活方面，以固定运动及文艺活动来释放压力与不良情绪。放开心胸，避免钻牛角尖，凡事当可迎刃而解。

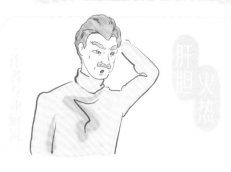

肝胆火热

脾气暴躁，容易生气
容易分心，无法专注做一件事

不容易入睡，睡着又常做梦

眼睛充血、红肿
眼睛常有黄色、量多的眼分泌物

耳鸣声很大，甚至会影响听力
耳朵红肿疼痛

常会觉得口苦口臭

便秘
排便不顺畅，大便硬难解，排血便或有恶臭的稀软便
尿频，排尿疼痛
尿量少，颜色呈茶叶色或是深黄带红色

女生会阴部瘙痒
会阴部的分泌物颜色黄、味腥臭
阴道异常出血
男生会有前列腺炎

右列的情形若出现 3 个，表示您有轻微的上火现象，勾选症状越多，表示火气越大。

当外来的火热、燥气入侵（感染细菌、病毒、气候过于炎热或干燥），或"肝阴虚弱"及"肝气郁结"未控制妥当时，则易产生"肝胆火热"的实证。

此时应常吃退肝火的食物或中药，如菊花、决明子、夏枯草、大白菜、绿豆、芦荟、葡萄柚、奇异果等；油腻熏炸及烧烤的食物为首要禁忌，还应避免熬夜和烟酒过度。此时切忌食用燥热补汤，否则无疑是火上浇油，使病情恶化。

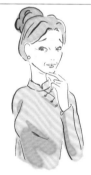

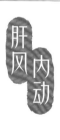

肝风内动

作者专业解说

神经系统

☐ 常觉得头痛、头晕
☐ 眼皮不停抽动
☐ 脸颊肌肉不自主抽动
☐ 嘴唇会有抽搐的现象
☐ 舌头抽动
☐ 说话结巴或口吃
☐ 脖子紧绷僵硬，甚至难以转动
☐ 手脚肌肉异常抽动或抖动，严重时会痉挛，无法伸展或弯曲

右列的情形若出现 3 个，表示您有轻微的颜面神经、脑血管及心血管病变，勾选症状越多，越需注意。宜时时监控血压、血糖及其他慢性病，因为这些慢性病常为"肝阴虚"、"肝血虚"或"肝胆火热"控制不佳的并发症。

此时应补充具有养肝血、滋润肝阴及平肝息风功效的食物或中药，例如，葡萄柚、芹菜、桑椹汁、蛤蛎汤、菊花、天麻等。在生活方面，作息要正常，不可过度劳累或熬夜；忌烟酒及熏烤油炸物，以使肝血、肝阴适当补充。将肝阳往下降，就不会上冲到大脑，产生犹如"风吹物摇"的神经病变。

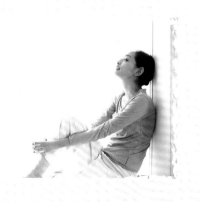

肝不好时身体上的表现

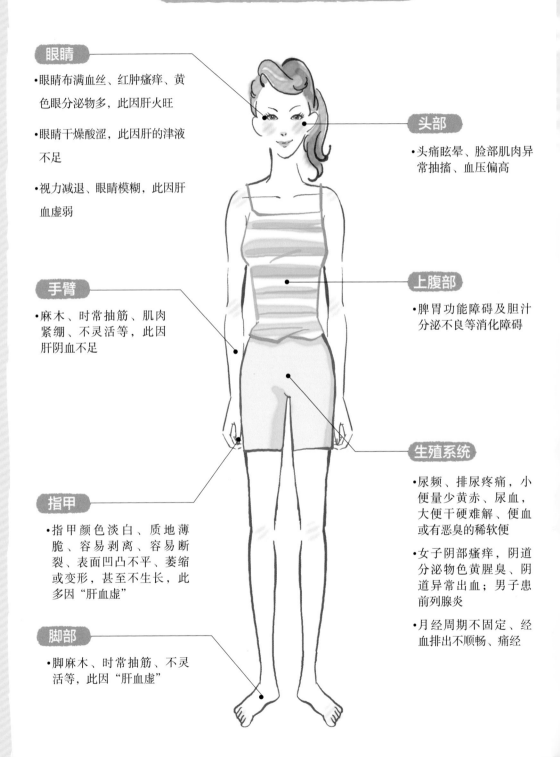

眼睛

- 眼睛布满血丝、红肿瘙痒、黄色眼分泌物多，此因肝火旺

- 眼睛干燥酸涩，此因肝的津液不足

- 视力减退、眼睛模糊，此因肝血虚弱

头部

- 头痛眩晕、脸部肌肉异常抽搐、血压偏高

手臂

- 麻木、时常抽筋、肌肉紧绷、不灵活等，此因肝阴血不足

上腹部

- 脾胃功能障碍及胆汁分泌不良等消化障碍

生殖系统

- 尿频、排尿疼痛，小便量少黄赤、尿血、大便干硬难解、便血或有恶臭的稀软便

- 女子阴部瘙痒，阴道分泌物色黄腥臭、阴道异常出血；男子患前列腺炎

- 月经周期不固定、经血排出不顺畅、痛经

指甲

- 指甲颜色淡白、质地薄脆、容易剥离、容易断裂、表面凹凸不平、萎缩或变形，甚至不生长，此多因"肝血虚"

脚部

- 脚麻木、时常抽筋、不灵活等，此因"肝血虚"

茶饮

天天养肝
基础茶饮

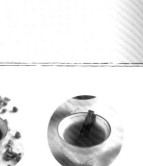

  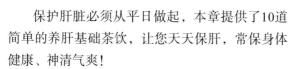

　　保护肝脏必须从平日做起，本章提供了10道简单的养肝基础茶饮，让您天天保肝，常保身体健康、神清气爽！

补血 养肝茶

适用对象：肝血虚弱者

适用症状　容易疲劳；脸色苍白无光泽或暗沉萎黄、蜡黄；眼睛干、视力模糊；飞蚊症；白内障；指甲苍白、脆薄易断、凹凸变形，甚至不生长。

分量：2天的量。

材料：枸杞19克、党参11克、桑椹11克、密蒙花11克。

制作方法：将全部药材分为4份，每次取1份放于保温杯中，加250～300毫升沸水冲泡，焖5～10分钟后即可代茶饮用，可回冲1次。

注意事项：兼有火热者，加玉竹19克；消化不良者，加紫苏8克。

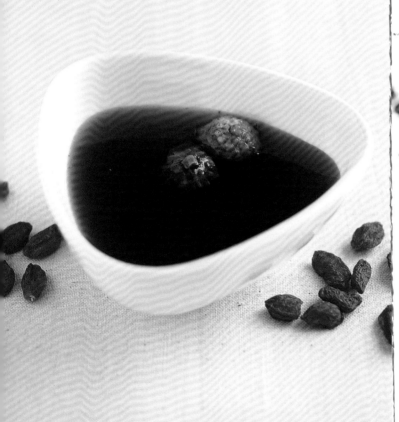

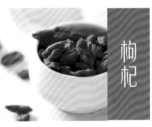

枸杞

养肝药材小解说

■ 性味甘、平，作用部位为肝、肾、肺，具有补充肝血、滋润肝阴、营养筋脉及眼睛、改善视力、强壮筋骨等功效。

■ 它的种类很多，其中经由低温干燥或烤箱烘干的宁夏枸杞是顶级品，其次则为新疆枸杞或内蒙古枸杞。

■ 现代研究表明，其含有维生素A与维生素B群，可促进肝细胞增生、预防脂肪肝、降低血压及胆固醇。每人每天用量不能超过19克。

柔筋明目茶

补血滋润　养眼黑发
营养筋脉　减缓抽筋

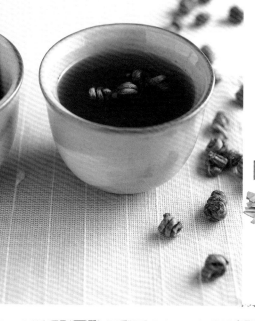

适用症状 用脑过度、白发、掉发、头发干枯；眼睛酸涩、视力减退；四肢麻木、容易抽筋；关节酸麻僵硬、起坐不灵活；月经失调等。

分量： 2天的量。

材料： 白芍11克、何首乌11克、石斛11克、鸡血藤8克、炙甘草11克。

制作方法： 将全部药材分为4份，每次取1份放入保温杯中，加250～300毫升沸水冲泡，焖5～10分钟后，即可代茶饮用，可再回冲1次。

注意事项： 阴虚热重者加天冬19克。

白芍

养肝药材小解说

▋ 性味酸、苦、微寒，作用部位为肝、脾，具有清凉补血、营养筋脉、缓解疼痛及疏肝健脾等功效，为肌肉肌腱提供营养，减少抽筋，调整月经。现代研究表明，其具有舒缓肌肉的药理作用，能减轻抽筋症状，常用于治疗痉挛疼痛及关节紧绷僵硬。每人每天用量不能超过19克。

适用症状 关节酸软无力、腰背酸疼；大便干燥不易排出，小便量少色深黄；男子遗精，女子月经提前、色鲜红、量少或一直不来，阴部缺乏滋润液、干燥瘙痒等。

分量： 2天的量。

材料： 女贞子19克、天冬19克、刺五加11克、仙鹤草11克、杭菊8克、冰糖或蜂蜜适量。

制作方法： ❶ 将所有的中药加1500毫升的水，浸泡约30分钟。
❷ 将浸泡的中药以大火煮沸后，转小火熬煮45分钟，加入杭菊，焖约5分钟，过滤后加入冰糖或蜂蜜即可代茶饮用。

养肝药材小解说

女贞子

▋ 性味甘、苦、凉，作用部位为肝、肾，具有补肝益肾、滋阴明目及镇定安神等功效，能补充阴凉体液，减轻燥热而达到保肝效果。

▋ 现代研究表明，其具有保护肝细胞、安神助眠、消炎解热、促进排尿的药理作用。每人每天用量不能超过19克。

清凉养阴茶

补充清凉体液　强壮筋骨
镇定退红　止痒止血

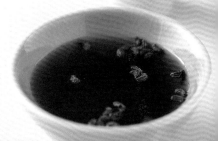

注意事项：
火热重者，加天冬38克；容易腹泻者，加茯苓11克，以冰糖调味；排便不畅者，可加决明子11克，以蜂蜜调味。

水嫩红润茶

滋润皮肤　镇定退红　美容养颜

改善发质　稳定情绪

适用对象：肝血虚弱者

适用症状　心情烦躁，容易动怒；睡眠质量差、多梦；头晕头胀；头皮出油，容易掉发或秃顶；脸发热发红，脸部皮肤干燥、保湿度不足，出现细小皱纹或黑斑，容易出油，容易长粉刺或痘痘；眼睛干燥、酸涩发红，干眼症；耳鸣如蝉鸣；口干舌燥等。

分量： 2天的量。

材料： 桑椹19克、沙参19克、桂圆19克、荆芥8克。

制作方法： 将全部药材分为4份，每次取1份放入保温杯中，加250～300毫升沸水冲泡，焖5～10分钟后即可代茶饮用，可再回冲1次。

注意事项： 火热重者，加菊花11克，以蜂蜜调味；容易腹泻者，加葛根11克。

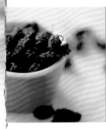

桑椹

养肝药材小解说

■ 性味甘、凉，作用部位为肝、肾，具有凉补肝肾、滋补阴血及黑发明目等功效。

■ 它常用于治疗口渴喜喝水、嘴唇苍白、头发变白、掉发秃头、头晕耳鸣及大便排出不顺畅等"肝阴不足"的干燥症。

■ 桑椹以紫黑色为顶级品，草绿色或咖啡色是未成熟即被摘下晒干的次级品，疗效不佳。每人每天的用量不能超过11克。

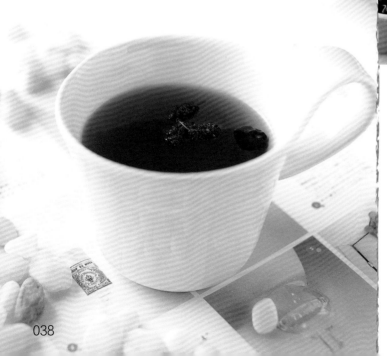

玫瑰逍遥饮

纾解郁闷　缓解焦虑　改善睡眠

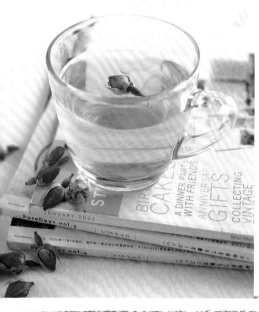

适用症状： 睡眠不佳；容易紧张、焦虑不安、闷闷不乐、抗压性低；时觉胸口闷胀不畅，时常叹气，胸胁胀闷等。

分量： 2天的量。

材料： 玫瑰花8克、淮小麦38克、何首乌11克、黄芪8克。

制作方法：
❶ 除玫瑰花外，其余中药加1000毫升的水，浸泡约30分钟。
❷ 把浸泡的中药先以大火煮沸后，转小火熬煮45分钟，过滤后加入玫瑰花，即可代茶饮用。

注意事项： 火热重者，加薄荷8克；容易腹泻者，加茯苓11克。

玫瑰花

养肝药材小解说

■ 性味甘、温、微苦，作用部位为肝、脾，具有疏通气机、除忧解郁、减轻疼痛及改善呕吐等功效。常用于舒缓郁闷、缓解疼痛、调理肠胃及月经。舒畅情绪及健胃止呕以粉玫瑰为主，行气止痛及调理月经以红玫瑰为主。

适用症状： 因情绪刺激、肝气郁结而产生打嗝、呕吐泛酸、胃胀胃痛等。

分量： 2天的量。

材料： 柴胡11克、麦芽38克、玉竹19克、东洋参8克、桂花1/4茶匙。

制作方法：
❶ 将桂花放入茶包袋中，其余中药加1000毫升的水，浸泡约30分钟。
❷ 将浸泡的中药先以大火煮沸后，转小火熬煮45分钟，过滤后加入桂花茶袋即可饮用。

注意事项： 火热重者，加七叶胆11克，以蜂蜜调味；容易腹泻者，加茯苓11克，以红糖调味。

柴胡

养肝药材小解说

■ 性味苦、辛、微寒，作用部位为肝、胆、三焦经及心包经，具有清凉退热、疏肝退火、除忧解郁及提升阳气的功效，是消除郁闷、退热及治疗急、慢性肝炎的常用良药。

■ 现代药理研究发现，它具有抗肝胆发炎、抑制细菌和病毒滋生、解热发汗、减缓脂肪肝和胁肋疼痛的作用。每人每天的用量不能超过11克。

柴胡健胃茶

行气解郁　补气健胃

滋阴除胀

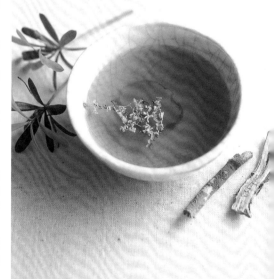

清肝退火茶

清肝退火　清凉解热

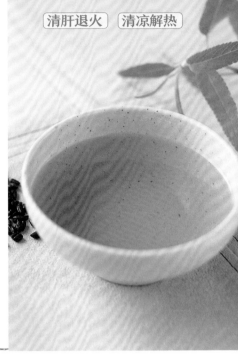

适用症状 脾气暴躁、易怒；面红；眼睛充血、红肿，眼分泌物多；耳鸣声大；口苦、口渴喜饮水；大便干硬；女子阴部瘙痒、白带色黄腥臭。

分量：2天的量。

材料：炒决明子11克、麦冬38克、金线兰19克、红枣19克、冰糖适量。

制作方法：① 将所有的中药放入1000毫升的水，浸泡约30分钟。
② 将浸泡的中药先以大火煮沸后，转小火熬煮45分钟，过滤后加入冰糖即可。

注意事项：便秘严重者，加生决明子11～19克；容易腹泻者，将决明子改为葛根（11克）。

决明子　养肝药材小解说

▌ 性味甘、苦咸、微寒，作用部位为肝、大肠，具有清泻肝火、退热明目、消除暑气及通畅大小便的功效。临床多通过它清泻肝火，促进排便；通过消除肝火达到保肝的效果。

▌ 常用于治疗眼睛红肿、口苦口臭、耳鸣声大如潮水、大便秘结等症。每人每天的用量不能超过19克。

丹参利胆茶

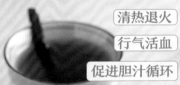

清热退火

行气活血

促进胆汁循环

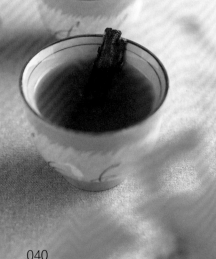

适用症状 烦躁易怒；难以入睡并常做梦，口干口苦；时觉恶心想吐；胆囊区闷痛等。

分量：2天的量。

材料：丹参11克、白扁豆38克、天花粉19克、竹茹11克、红枣11克、郁金6克、冰糖适量。

制作方法：① 将所有的中药放入1000毫升的水中，浸泡约30分钟。
② 将浸泡的中药先以大火煮沸后，转为小火煮约30分钟，过滤后加入冰糖即可。

注意事项：火热重者，加金线兰11克，以蜂蜜调味；容易腹泻者，加茯苓11克，以红糖调味。

养肝药材小解说

丹参

▌ 性味辛、苦、寒，作用部位为心、肝，具有活络血液、消除瘀滞及肿胀、清凉消肿及宁心安神等功效。

▌ 现代药理研究发现，它具有抑制细菌生长、调节心律及增强组织修复等作用。

▌ 常用于强化心血管循环及妇科肿瘤的治疗。每人每天的用量不能超过11克。

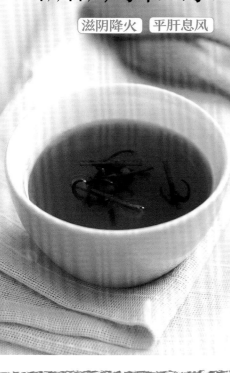

阴阳调和茶

滋阴降火　平肝息风

适用症状：头痛头胀；眩晕耳鸣；眼底出血；眼皮、嘴唇、舌头及面颊等肌肉不自主地抽动；脖子僵硬紧绷，难以转动；血压过高或有中风前兆等。

分量：2天的量。

材料：龟板38克（打碎）、钩藤11克、枸杞11克、杜仲11克、葛根11克、冰糖适量。

制作方法：
① 龟板加1500毫升的水，其余中药加500毫升的水，浸泡约30分钟。
② 龟板先煮约1小时，再加入其余中药，先以大火煮沸后，转为小火煮约30分钟，过滤后加入冰糖拌匀即可。

注意事项：血压偏高者，加夏枯草11克；容易腹泻者，加茯苓11克。

龟板

养肝药材小解说

▌ 性味咸、微甘、性凉，作用部位为肝、肾，具有凉补肝肾、营养筋脉、清热止血等功效。适用于脸发红、口干口渴、手足心发热、急躁易怒、眩晕耳鸣、多梦、肌肉抽动、肌肉筋骨酸软等肝肾阴虚者的治疗。

▌ 每人每天的用量不能超过11克。

适用症状：头痛头胀；眼皮、嘴唇、舌头及面颊等肌肉不自主地抽动，甚至歪斜（颜面神经麻痹）；脖子僵硬紧绷；手足肌肉异常抽动或抖动，严重的会痉挛，无法伸展或弯曲等。

天麻祛风茶

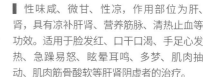

促进脑部循环　滋阴补血
改善肌肉异常抽动

分量：2天的量。

材料：天麻11克、天冬19克、何首乌11克、刺蒺藜8克、菊花8克、白附子4克、冰糖适量。

制作方法：
① 将所有的中药加1000毫升的水，浸泡约30分钟。
② 把浸泡的中药先以大火煮沸后转小火，煮约30分钟，过滤后加入冰糖即可饮用。

注意事项：火热重者，加钩藤11克，以蜂蜜调味；容易腹泻者，加葛根11克，以红糖调味。

养肝药材小解说

天麻

▌ 性味甘、平，作用部位为肝，具有滋养肝阴、补肝血等功效。多用于减缓头痛头晕、风湿疼痛、肌肉麻木、异常抽动抽搐、营养神经与肌肉、祛肝风，从而达到保肝效果。

▌ 就产地而言，四川、云南的天麻是顶级品，贵州的为次级品；冬天采收的质量优于春天。每人每天的用量不能超过11克。

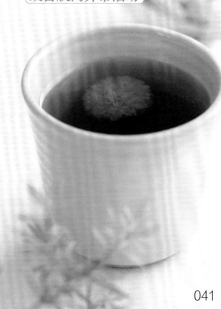

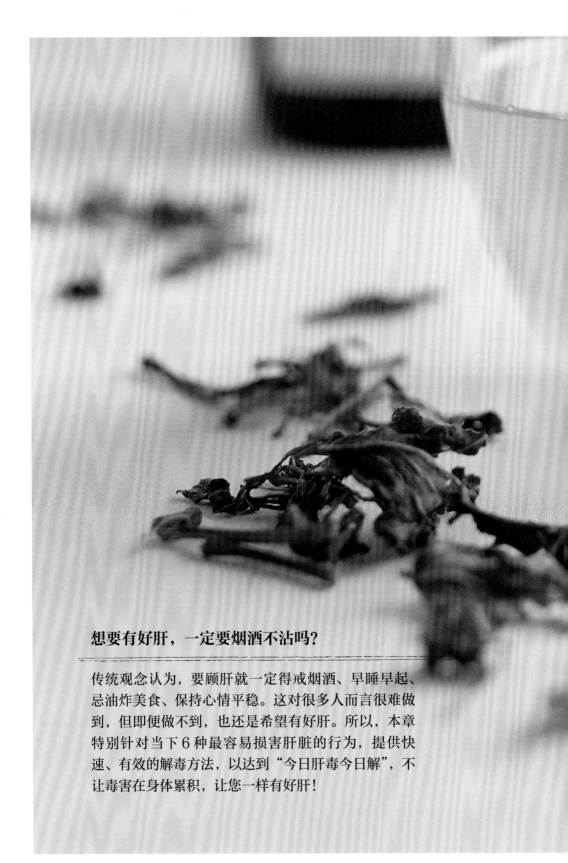

想要有好肝，一定要烟酒不沾吗？

传统观念认为，要顾肝就一定得戒烟酒、早睡早起、忌油炸美食、保持心情平稳。这对很多人而言很难做到，但即便做不到，也还是希望有好肝。所以，本章特别针对当下6种最容易损害肝脏的行为，提供快速、有效的解毒方法，以达到"今日肝毒今日解"，不让毒害在身体累积，让您一样有好肝！

生活习惯不良的人 也可以有好肝

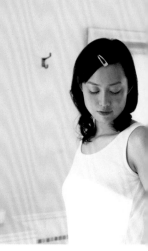

不良生活习惯是伤害肝的凶手，但只要用对方法，适时地解除毒害，一样可以让您有好肝，人生充满色彩！

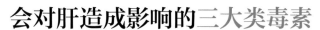

保肝要诀——今日肝毒今日解

现代社会充满可见与不可见的毒素，适当解毒是维持健康的必备条件。尤其肝是体内主要的毒素代谢器官，强化肝脏功能，即可减少毒素的堆积。很多人闻"毒"色变，因此，了解中医所说的"毒"是排毒的首要步骤。

中医的毒与西医的毒不尽相同，西方医学的毒是以检验"毒素"作为中毒的根据，而中医的毒，无法用仪器检验，是视毒素入侵后产生的症状，来评估中毒的轻重程度。因此，任何造成身体不适的致病因素，均为中医的"毒"。《金匮要略》记载，常见致病因素包括"外来大自然的病气""内生失调情绪""其他"三大类，其中最易影响肝的毒素包括"风、寒、燥、火、怒及饮食不知节制"等，因此，适当且及时地排除这些毒素，是保肝的关键之一。

例如，当寒毒入侵，引起偏头痛时，喝一碗温暖的红糖水，可立即解除寒毒；而火毒入侵，使眼睛血丝密布时，喝一杯清凉的菊花茶，可将热毒排出体外。因此，今天的毒今天解，毒素就无法伤害您。

会对肝造成影响的三大类毒素

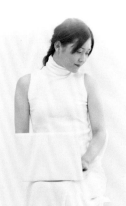

中医认为有三大类的毒素是生病的主要原因：外来大自然的病气、内生失调情绪及其他因素。外来大自然的病气指的是：风、寒、暑、湿、燥、火等6种，这6种病气类似西医的病菌入侵、吹风、中暑、受寒、潮湿、干燥等病因，当这些病气入侵后，会引起特有的症状。内生失调情绪是指喜、怒、忧、思、悲、恐、惊7种情绪，当这些情绪异常变化时就会伤害身体，导致疾病产生。其他因素，包括外伤、蚊虫咬伤、饮食不知节制、疲劳过度等致病毒素，它们都有可能影响肝的功能。

而风、寒、燥、火4种病气、情绪的郁怒毒及饮食毒，是危害肝的常见毒素。

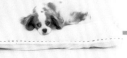

风毒

风毒就是所谓的伤风。春天多风，是风毒容易入侵的季节，易侵入头部与身体表面，所以头部、皮肤、肌肉及神经系统的症状较为常见，具有发作快，消退也快的特点。

毒害入侵症状

头痛；脸部肌肉颤抖、抽动；全身肌肉酸痛麻木，发生的部位不固定，呈游走性；小腿抽筋；皮肤瘙痒。

寒毒

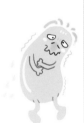

寒毒是指受寒。寒毒在冬天最常见，进入人体后，会产生疼痛、寒冷、肌肉紧绷等症状。和风毒的差别在于发生的部位是固定不动的。

毒害入侵症状

偏头痛；肌肉酸痛，时常抽筋；下腹冷痛；月经延后、痛经、月经色黑夹血块；疝气。

火热毒

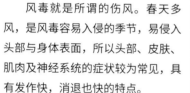

火热毒在夏天最为常见，它进入人体后，会消耗体内清凉保湿的体液，产生身热、烦躁、皮肤发红、出血、大小便不顺畅、瘙痒等上火症状。

毒害入侵症状

失眠梦多；身体发热，烦躁易怒；颜面发红，长粉刺、青春痘、脓疱；眼睛充满血丝，眼分泌物多，眼睛发痒疼痛；口臭口苦；排尿灼热，尿频或尿痛，尿量少且色深黄（茶叶色或深黄红色）；大便难解，便血或痔疮；阴部瘙痒，会阴部分泌物色黄、腥臭，阴道异常出血；皮肤红肿、热痒；流汗多，汗色黄、味酸臭。

干燥毒

干燥毒在秋天最为常见，进入人体后，会伤害体内清凉保湿的体液，产生各种干燥症状。

毒害入侵症状

眼睛干涩；皮肤干燥、瘙痒、脱屑。

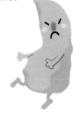

郁怒毒

当面临庞大压力且无法正常纾解，或情绪容易失调、抗压性低时，日积月累则成郁怒毒，引发身心失调症。

毒害入侵症状

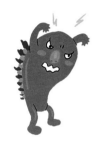

精神抑郁；紧张、焦虑，爱叹气，烦闷、暴躁；多梦；头痛头胀；嘴巴吐气、吐酸水；胁腹两侧及腹部胀痛；便秘或腹泻交替出现；月经不调，痛经；乳房胀痛；男子滑精、早泄或阳痿，前列腺疼痛；全身紧绷。

饮食毒

饮食不知节制，时常大鱼大肉，蔬菜和水果又摄取不足的人，容易饮食毒上身，引起消化不良、脂肪肝、肥胖等代谢不良疾病。

毒害入侵症状

睡眠不安稳；口舌干燥；打呃吐气；食欲不振；腹部饱胀；排气频繁；大便臭或呈酸腐味。

6大损肝行为

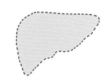

　　身体的每个器官均需好好呵护，尤其是使人生色彩亮丽的肝，更应好好爱护。然而现代人的不良生活习惯，常对肝脏造成负面的影响，而且不同的坏习惯会产生不同的毒。坏习惯越多，则将集毒之大成，使肝复原缓慢。

烟酒不离手

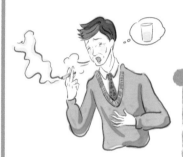

　　烟酒均属于苦、辛、温及有毒的刺激物，过量的烟酒，除了容易上肝火外，心肺功能都将受影响。

常见的症状

　　睡眠不稳，入睡困难；身体微热，心动过速；干咳少痰，口干口臭或口苦口渴；食欲不佳，恶心欲吐；胸部肋骨处胀闷；大便黏腻不干爽或干燥难出；皮肤长脓疱或红肿、瘙痒等。

长期日夜颠倒

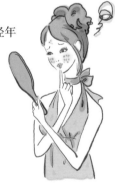

　　晚上11点到凌晨3点，是肝胆经络的循行时间，若此时还要工作，经年累月下来就会产生肝火症状，其中以肝胆发炎及皮肤问题最为常见。

常见的症状

　　失眠多梦，急躁易怒，健忘；掉发秃顶；脸红、眼痒、眼睛干涩、眼睛充血；眩晕耳鸣；口干舌燥；长青春痘、粉刺、黑斑、雀斑、老人斑；肝指标异常；大便干硬，小便量少；男性遗精，女性月经提前、色鲜红、量少或一直不来，阴部干燥、瘙痒；皮肤干燥、瘙痒等。

喜欢大鱼大肉，油炸、熏烤皆不忌

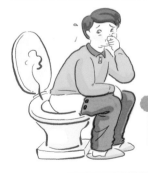

　　因缺乏蔬菜、水果清凉解热及消油解腻的调和，体内易囤积脂肪与火毒，尤其以肝火及胃火症状为常见。

常见的症状

　　眼睛红痒；口苦口臭，口渴喜欢喝冷饮；便秘、便血或排泄物恶臭。易患痔疮；皮肤过敏红痒，或易患湿疹。

长时间处在空调房

长期处在空调房的上班族及低温环境工作者，因长年寒气入侵，容易使四肢筋脉或骨盆腔内血液循环不良而产生寒毒。

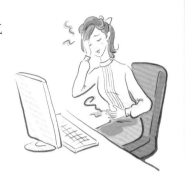

常见的症状

偏头痛；身体酸痛；下腹冷痛，月经延后，痛经，月经色黑夹血块；疝气；四肢冰冷，时常抽筋。

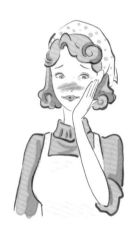

长时间汗流浃背

因夏日酷暑、烈日当头或身处厨房等高温环境中，体内汗液不断流失，若未及时补充大量水分，容易产生干燥症状。

常见的症状

失眠多梦；脸发红；眼睛干涩；口干舌燥；饥饿却不想吃，时常干呕；大便干结不易排出，小便量少色深黄；皮肤干燥、瘙痒脱屑、有细小皱纹。

长时间情绪不畅

当情绪失控、抗压性降低时，郁闷及愤怒是主要影响肝的两大情绪毒素，毒素累积越多，迁延日久，则容易引起身体不适。

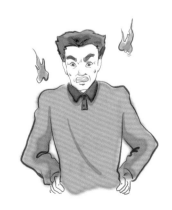

常见的症状

经常叹气，烦闷不安，暴躁易怒；睡眠不稳；头痛头胀；嘴巴泛酸；胸闷胸痛、肋骨处胀痛；便秘或腹泻；乳房胀痛，月经失调，痛经；男子滑精、早泄或阳痿。

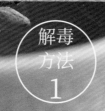

烟酒不离手的人

主要对象

"老烟枪"、嗜酒的人、工作上需要经常应酬喝酒的人。

解毒原理

　　烟、酒都是有毒的刺激物。《本草备要》记载："火气熏灼，耗血损年，人不自觉。"所以，吸烟容易使人上火，产生干燥火热症状，不知不觉中影响健康，严重的会危害健康。而且根据统计，每天抽一包烟以上的人中，有 40% ~ 60% 会出现咳嗽、排痰等呼吸道症状。

　　长期吸烟、吸二手烟、饮酒，或生活在空气污染的环境，无法立即戒烟戒酒的人，除了常以清热解毒的茶品来促进烟毒酒毒的代谢外，控制抽烟饮酒的分量与时间，也可以减轻嗜烟、酒的后遗症。

　　医学上认为，每日可饮用的最大酒精量为 40 克，因此，酒精浓度不同，饮用的极限也不同，若能将每日饮酒量控制于安全范围内，则可降低伤害。

　　此外，切忌空腹饮酒，聚会前应先吃能使胃肠产生饱足感的食物，如米饭、面包或麦片，或减少吸收酒精的食物；饮酒时若能同时饮解酒茶，既可以促进酒精代谢，还能减少酒精残留。

　　若因烟酒引起难以入眠、时常做梦、眠浅易醒等上火的睡眠障碍，在晚上 6 点以后尽量少接触烟、酒，就可以避免酒精或尼古丁的兴奋作用影响睡眠质量。

每日饮酒安全量

酒精度	酒类	饮用量
5%	啤酒	每日最大量为700 ~ 1000毫升
12%	葡萄酒	每日最大量为300 ~ 400毫升
40%	白酒或黄酒	每日最大量为90 ~ 100毫升

帮助解酒的水果

金橘、柠檬、橙子、西瓜、水梨、阳桃、甘蔗。

解酒饮料

茶、糖水、牛奶。

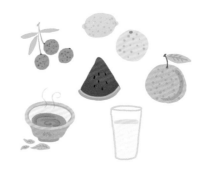

要多喝的 5 大解毒茶

适用对象：嗜酒者及工作上常要喝酒的应酬者

饮用方法 进餐或饮酒过程中饮用

分量：1天的量。

材料：薄荷8克、玉竹19克、葛根11克、茯苓11克、紫苏8克、桂花1/4茶匙。

制作方法：全部中药分为3份，每次取1份放于保温杯中，加沸水250毫升冲泡，焖约3分钟，过滤后即可饮用。

注意事项：容易胃痛、腹胀、腹泻者，加白术11克；容易便秘者，加玉竹至38克。

薄荷 解酒茶

促进酒毒代谢

清热 排汗利尿

保护肠胃功能

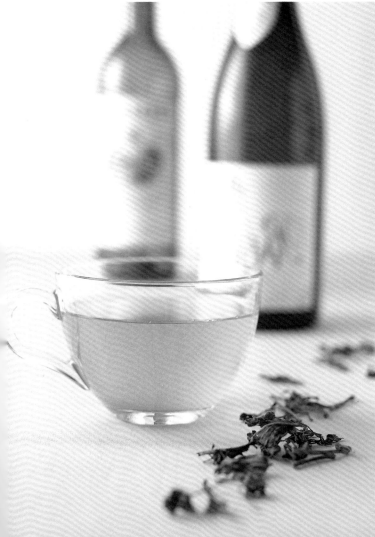

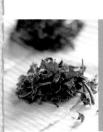

薄荷

养肝药材小解说

▋性味辛、凉，作用部位为肝、肺，具有清凉退热、促发声、改善咽喉不适、疏肝气及解郁闷等功效。因可减轻酒精及烟草所产生的热毒，故起到保肝强肺的作用。

▋它是治疗烦躁郁怒、眼睛红痒、发热头痛、咽喉干痛、用嗓过度、声音沙哑及皮肤瘙痒等火热症状的常用药。每人每天的用量为4～11克。

七叶胆退酒茶

清热利尿　祛湿解酒　滋润养血

加速酒精代谢　保肝护胃

减少宿醉引起的不适

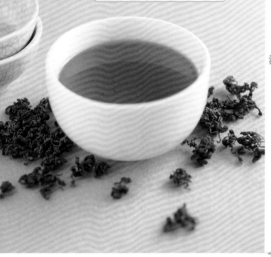

饮用方法　一边饮酒一边饮退酒茶效果最佳，或是饮酒后马上喝

分量： 1天的量。

材料： 白茅根11克、麦冬19克、枸杞11克、七叶胆8克、紫苏8克。

制作方法： 全部中药分为3份，每次取1份放于保温杯中，加沸水250毫升冲泡，焖约3分钟，过滤后即可饮用。

注意事项： 容易胃痛、腹胀、腹泻者，加茯苓11克；容易便秘者，加麦冬至38克。

养肝药材小解说

白茅根

▌ 性味甘、寒，作用部位为肺、胃、膀胱，具有镇定安神、凉血止血、清热利尿的作用，其可将酒精引起的湿与热排出体外，从而达到保肝的功效。

▌ 它是治疗眼底出血、牙龈出血、流鼻血、咯血、吐血、尿血等各种出血性疾病，以及泌尿系感染、浮肿等的常用药。

饮用方法　日常生活中随时饮用

分量： 1～2天的量。

材料： 金线兰8克、天冬19克、何首乌11克、灵芝8克、蜂蜜（或冰糖、红糖）适量。

制作方法： ❶ 将所有中药加2000毫升水，浸泡约30分钟。
❷ 把浸泡的中药先以大火煮沸后转小火，熬煮约30分钟，过滤后加入糖调味即可。

注意事项： 一般人以平和的冰糖调味；容易胃痛、腹泻者，以温暖的红糖调味；容易便秘者，以清凉的蜂蜜调味。

养肝药材小解说

金线兰

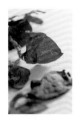

▌ 性味甘、凉，作用部位为肝，具有清热解毒、缓解出血、去除风湿、利尿消肿、缓解疼痛等功效，亦可解烟毒。

▌ 它是治疗呼吸道发炎、急性肝火、慢性肝炎、咳血、尿血、便血、关节酸痛、跌打外伤、青春痘、脓疱、雀斑、毒蛇咬伤的民间常用草药，有"药王"的封号。部分临床实验研究认为，它有抑菌、抗癌及增强肝功能的功效。

金线兰保肝茶

益气养肝　补血滋阴　凉润解毒

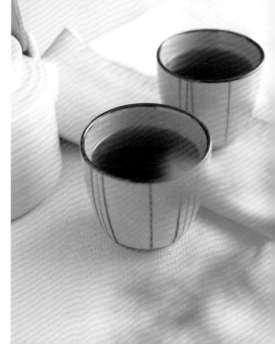

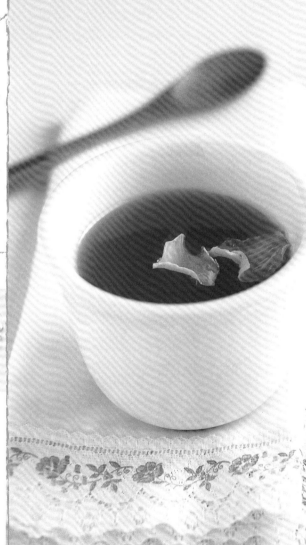

百合润肺茶

补肺健胃

养阴益气

解毒化痰

适用对象:"老烟枪"及二手烟受害者

饮用方法 日常生活中随时饮用

分量:1~2天的量。

材料:珠贝19克、百合19克、党参11克、薄荷6克、菊花6克、果糖或红糖适量。

制作方法:
1. 薄荷及菊花除外,将其余中药加1500毫升的水,浸泡约30分钟。
2. 把浸泡的药材以大火煮沸后转小火,熬煮约30分钟,加入薄荷及菊花,焖约5分钟,过滤后加入果糖或红糖即可饮用。

注意事项:容易胃痛者,以红糖调味;容易便秘者,加决明子11~19克。

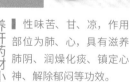

珠贝

养肝药材小解说

▌性味苦、甘、凉,作用部位为肺、心,具有滋养肺阴、润燥化痰、镇定心神、解除郁闷等功效。

▌它是治疗因长年抽烟造成干咳少痰、口燥咽干、心烦发热、胸闷胸痛、心悸心慌、睡眠不稳等热症的常用药。

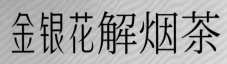

金银花解烟茶

清热化痰 | 解烟毒

适用对象:"老烟枪"及二手烟受害者

饮用方法 日常生活中随时饮用

分量: 1~2天的量。

材料: 金银花11克、沙参19克、红枣11克、桂花1/2茶匙、果糖或红糖适量。

制作方法:
❶ 将除桂花外的中药加1500毫升的水,浸泡约30分钟。
❷ 将浸泡的中药先以大火煮沸后,转小火熬煮约30分钟,加入桂花焖约5分钟,过滤后加入果糖或红糖即可。

注意事项: 容易胃痛者,以红糖调味;容易便秘者,加决明子11~19克;痰多色黄者,加浙贝母8克;痰多色白者,加杏仁8克。

金银花

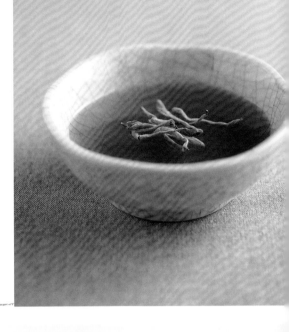

养肝药材小解说

■ 性味甘、寒,作用部位为肺、胃、大肠,具有清热解毒的功效,可改善烟毒产生的上火症状。

■ 现代药理研究表明,它有类似广谱抗生素的药理作用,是治疗青春痘、化脓性皮肤病、咽喉疼痛、鼻涕黄浓、咳嗽痰黄等热证的常用药。

生活中的养肝法

穴位按摩

太冲穴

■ **位置:** 左右脚足背第一、第二趾缝后方约一寸半处。

■ **功效:** 疏解郁闷,清肝火,促进血液循环;稳定情绪;改善烟、酒毒引起的烦躁易怒、睡眠不安等症。

■ **方法:** 以拇指、食指或中指指腹按揉此穴,每按5秒,休息1秒,直到出现酸麻、发胀、微微发热感。每次按揉1~3分钟,每天1~3次。

合谷穴

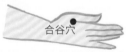

■ **位置:** 双手手背的拇指与食指中间,当二指并拢时,最高点的虎口处。

■ **功效:** 清热解毒,缓解疼痛;是治疗感冒、颜面五官疾病及各种痛症的重要穴,与太冲穴合按,可增强排毒功效;可改善抽烟、喝酒引起的头痛、咽喉干痛、皮肤过敏、心动过速、睡眠不稳等症状。

■ **方法:** 将一手拇指按住此穴,食指指腹则放于与拇指相对应的手掌处,一起对捏,每按5秒,休息1秒。每次按揉1~2分钟,每天3~5次。

■ **禁忌:** 孕妇不可按压此穴。

解毒安神泡澡包

分量:2次的量

清热退火 | 促进烟、酒毒代谢

材料: 丹参19克、桑叶11克、柴胡11克、金银花11克、紫苏8克、柠檬皮1个、新鲜大菊花1朵、薰衣草精油8滴。

制作方法:
❶ 将所有的中药材剪碎或磨成粗粉,分别装入个无纺布药袋中。
❷ 果皮、菊花瓣用清水快速洗净,用盐水(盐1/4茶匙、水250毫升)浸泡约15分钟,再以流动水浸泡约10分钟备用。

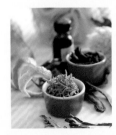

使用方法:

将药袋放入浴缸中,加适量热水浸泡约10分钟,待药汁溶出后,再加冷水调至适当温度,最后撒上花瓣及果皮,滴入精油即可泡澡。

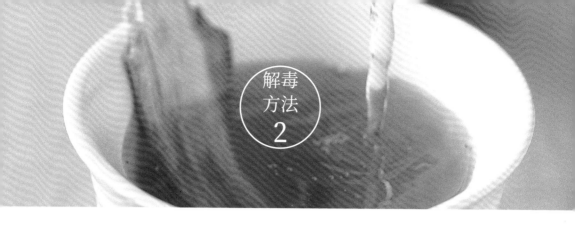

解毒
方法
2

长期日夜颠倒的人

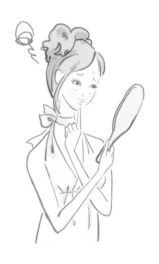

主要对象

空姐、护士、自由职业者、艺术创作者等常需要熬夜的人。

解毒原理

"日出而作，日落而息"，是顺应天地与人体阴阳转化的养生定律，若反其道而行，则会危害健康。因此，日夜颠倒的工作者们，或是时常熬夜的"夜猫子"，由于睡眠时间和自然规律相反，无法使身体器官获得充分修复及休息，容易产生"肝胆火热"的后遗症。

因此，若因工作关系暂时无法改变睡眠时间，平时则宜饮用能清凉滋润及补气养肝的解毒茶，使全身细胞不致过劳，肝脏得以休息调养，减少肝火热毒蓄积导致的病症。若能调整睡眠时间，尽量在晚上 11 点到凌晨 3 点间，睡足 4 小时的"保肝觉"，使血液流向肝脏，加强肝细胞修复，就可以减少火毒累积。

菊花安神茶

清肝火　稳定情绪　养心安神

适用对象：常因熬夜或睡眠不足而产生精神焦虑、暴躁、紧张，抗压性低、胸闷不舒坦、睡眠质量差、头痛头胀等症状者

饮用方法　日常生活中随时饮用

分量：2天的量。

材料：菊花11克、龙骨38克、百合19克、红糖或蜂蜜适量。

制作方法：① 除菊花外，其余的中药加水2000毫升，浸泡约30分钟。
　　　　　② 把浸泡的中药先大火煮沸后，转小火续煮30分钟，加入菊花熄火焖约5分钟，过滤后加入红糖或蜂蜜即可饮用。

注意事项：容易胃痛、腹胀、腹泻者，加红糖；容易便秘者，加蜂蜜。

菊花

养肝药材小解说

■ 性味辛、甘、苦、微寒，作用部位为肝、肺，具有清热解毒及退肝火、明目的功效，可改善熬夜造成肝火上升的不适。

■ 市售有白菊花（杭白菊）、黄菊花及野菊花三种，保肝明目以白菊花为宜，祛风清热宜用黄菊花，解毒消肿则宜用野菊花。

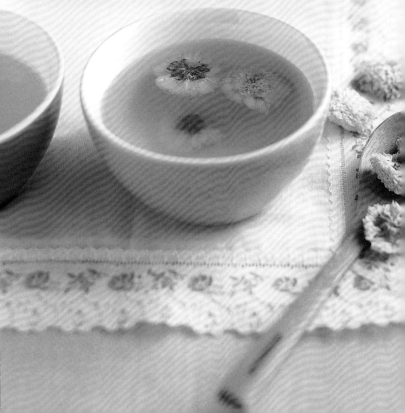

七叶胆消痘茶

`清热解毒` `清肝消痘`
`加速皮肤热毒代谢`

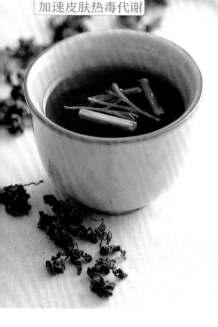

`饮用方法` 日常生活中随时饮用

分量：2天的量。

材料：七叶胆8克、沙参19克、金银花11克、紫苏8克、淡竹叶8克。

制作方法：全部中药分为4份，每次取1份放在保温杯中，加沸水250毫升冲泡，焖约3分钟，过滤后即可饮用。

注意事项：容易胃痛、腹胀、腹泻者，加茯苓11克；容易便秘者，加番泻叶2～4克。

养肝药材小解说

七叶胆

▌又名绞股蓝，性味苦、寒，无毒，作用部位为肝、肺，具有生津止渴、清热解毒、强心养血、补气健脾、化痰止咳及凉血安神的功效。

▌据日本学者研究，七叶胆和人参有相同或类似的炮制方法，故又称"南方人参"，有抗疲劳、提升免疫力、增强肝细胞活力、帮助睡眠、促进新陈代谢等药理作用。但要注意怀孕、月经期间、容易出血者绝对不可以使用。

`饮用方法` 日常生活中随时饮用

分量：2天的量。

材料：玉竹38克、决明子11克、何首乌11克、薄荷8克、桂花1/4茶匙、红糖或蜂蜜适量。

制作方法：❶ 除桂花及薄荷外，其余的中药加水1500毫升，浸泡约30分钟。
❷ 将浸泡的中药先以大火煮沸后，转小火继续煮30分钟，再加入桂花及薄荷，熄火焖约5分钟，过滤后加入红糖或蜂蜜即可饮用。

注意事项：容易胃痛、腹胀、腹泻者，加红糖；容易便秘者，加蜂蜜。

养肝药材小解说

玉竹

▌性味甘、微寒，作用部位为肺、胃，具有润肺益胃、养阴退热、生津止渴、润肠通便的功效，可改善熬夜造成的口燥咽干、口渴喜饮水、干咳痰量少、大便干燥等热症。

▌现代药理研究表明，它有降血压、强心消脂、缓解疼痛、促进排尿及排便等作用。

决明子通畅茶

`清肝火` `改善便秘`
`清凉滋润` `芳香口气`

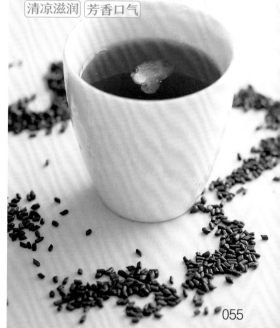

刺五加 提神茶

补气提神 **滋阴清热**

增强体力与脑力

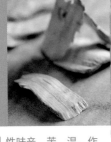

刺五加

养肝药材小解说

■ 性味辛、苦、温，作用部位为肝、肾，具有补益中气、强肾祛湿、强化骨质、养生抗老的功效。常熬夜的人摄入可消除疲劳，达到保护肝脏的效果。

■ 现代药理研究表明，它含多种微量元素，可促进新陈代谢，提高身体细胞的含氧量，振奋精神，调整血压，提升免疫力。

适用对象：常熬夜者

饮用方法 日常生活中随时饮用

分量：1天的量。

材料：刺五加11克、玉竹19克、枸杞19克、菊花8克。

制作方法：全部中药分为2～3份，每次取1份放于保温杯中，加沸水250毫升冲泡，焖约3分钟，过滤后即可饮用。

注意事项：容易胃痛、腹胀、腹泻者，加茯苓11克；口干舌燥、容易便秘者，加玉竹至38克。

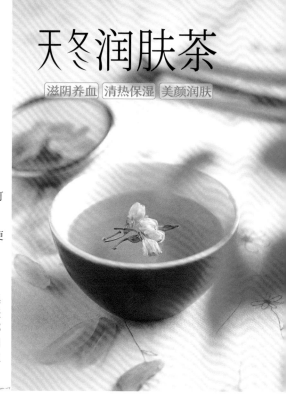

天冬润肤茶

滋阴养血 **清热保湿** **美颜润肤**

饮用方法 日常生活中随时饮用

分量： 2 天的量。

材料： 茉莉花1汤匙、天冬38克、桂圆19克、玫瑰花6朵。

制作方法： 全部中药分为4份，每次取1份放于保温杯中，沸水250毫升冲泡，焖约3分钟，过滤后即可饮用。

注意事项： 容易胃痛、腹胀、腹泻者，加紫苏8克；容易便秘者，加天冬至56克。

茉莉花 养肝药材小解说

▌性味辛、甘、凉，作用部位为肝、胃，具有清热解毒、消除郁闷、调理肠胃、消胀气、止痛的功效。它是治疗慢性胃炎、腹部胀痛、便秘、情绪不畅、月经失调的常用药。时常熬夜者摄入可以改善因没睡好产生的焦虑感；也可以提神，使情绪稳定。

生活中的养肝法

穴位按摩

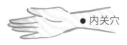

内关穴

● 内关穴

▌**位置：** 手掌向上，距离手腕横纹约二寸，手臂正中，两筋中间。

▌**功效：** 宁心安神，行气镇痛；为胸闷、胸痛、心悸心慌及胃部疾患的常用穴；可改善因熬夜造成的心神不宁、心慌、胃部不适等症状，达到镇定的效果。

▌**方法：** 以拇指、食指或中指指腹按揉此穴，每按5秒，休息1秒，直到出现酸麻、发胀、微微发热感。每次按揉1～3分钟，每天1～3次。

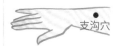

支沟穴

● 支沟穴

▌**位置：** 将手背朝上，前臂正中线，距离腕横纹约三寸处。

▌**功效：** 清热通便，行气止痛，开窍聪耳；可改善熬夜上火造成的排便不顺。

▌**方法：** 以拇指、食指或中指指腹按揉此穴，每按5秒，休息1秒，直到出现酸麻、发胀、微微发热感。每次按揉1～3分钟，每天1～3次。

解毒安神泡澡包 分量：2次的量。

清热镇定 **益气保肝**

材料： 生酸枣仁 11 克、熟酸枣仁 11 克、刺五加 8 克、桑叶 19 克、葡萄柚皮 1 个、新鲜玫瑰花 1 朵、洋甘菊精油 8 滴。

制作方法：

❶ 将所有的中药剪碎或磨成粗粉，分别装入 2 个无纺布药袋中。

❷ 果皮、玫瑰花取下花瓣用清水快速洗净，用盐水（盐1/4 茶匙、水 250 毫升）浸泡约 15 分钟，再以流动水浸泡约 10 分钟备用。

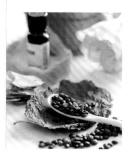

使用方法：

将药袋放入浴缸中，加适量热水浸泡约 10 分钟，待药汁溶出后，再加冷水调至适当温度，最后撒上花瓣及果皮，滴上洋甘菊精油，即可泡澡。

注意事项： 葡萄柚皮、玫瑰花可以放在冰箱冷藏保存。

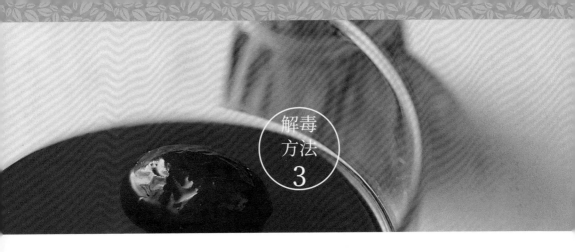

解毒
方法
3

喜欢大鱼大肉，
且油炸、熏烤皆不忌的人

主要对象

　　工作上常需要应酬、三餐常外食、餐餐非肉不
吃、喜爱吃油炸及烧烤食物的人。

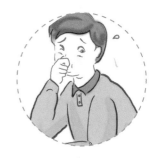

解毒原理

　　不当的饮食习惯，除了会引起消化障碍及急慢性肠胃炎，也是肥胖、高脂血症、
糖尿病及高尿酸血症等生活方式病的主要原因。

　　以中医的观点看，喜欢大鱼大肉，油炸、熏烤皆不忌的人，因缺乏蔬菜、水果的
清凉解热及消油解腻的调和，体内易囤积脂肪与火毒，尤其会引起肝火及胃火症状。
此时，可通过特别设计的茶饮，达到清肝火、胃火的效果。

　　所以，当短时间内仍需应酬，或无法克制口腹之欲时，可以将进餐时间提早。因
人的新陈代谢率从下午3点以后开始变慢，若能将聚餐时间或吃高热量食物的时间，尽
量安排在中午或下午茶时间，就可加速食物消化代谢，减少囤积体内的风险。而在进
餐中，时时饮用消油解腻的茶品，除了能减轻肠胃负担外，还可以达到"今天的油今
天解"的成效。

中医油切茶

促进油脂代谢 减少吸收时间

改善饱胀不适感

要多喝的 5 大解毒茶

适用对象：爱吃大餐者

饮用方法 在进餐中或日常生活中饮用

分量：2天的量。

材料：桑叶11克、磨碎薏仁38克、玉竹19克、荷叶11克、磨碎的决明子11克、葛根11克。

制作方法：全部中药分为4份，每次取1份放于保温杯中，加沸水250毫升冲泡，焖约3分钟，过滤后即可饮用。

注意事项：容易胃痛、腹胀者，加紫苏8克；容易便秘者，加决明子至19克。

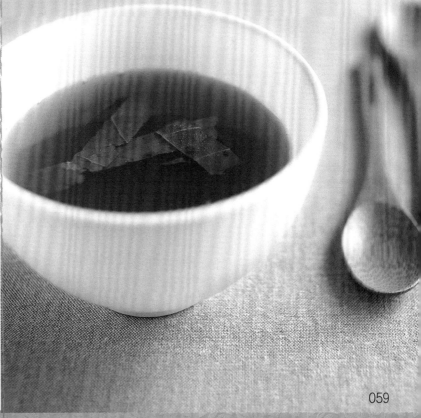

桑叶

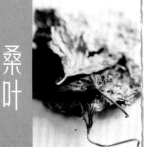

养肝药材小解说

■ 性味甘、辛、凉，作用部位为肺、肝，具有清肝明目、清热润喉、清凉止血、改善瘙痒、止咳等功效。因能清热，故可以消除吃过多油腻食物造成的肝火上升。

■ 它是治疗眼睛胀痛或充血、头痛头胀、咽喉疼痛、咳嗽少痰等的常用药。

消胀解腻茶

促进消化 消除油腻

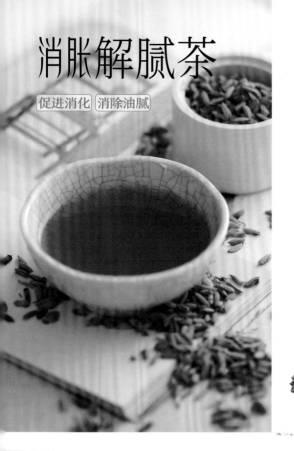

饮用方法 日常生活中随时饮用

分量：1~2天的量。

材料：麦芽19克、麦冬19克、谷芽19克、莱菔子19克、山楂11克、薄荷8克。

制作方法：❶ 薄荷除外，将其余中药加水2000毫升，浸泡约30分钟。
❷ 将浸泡的中药以大火煮沸后，转小火熬煮约30分钟，加入薄荷，焖约5分钟，过滤即可饮用。

注意事项：容易腹泻者，加茯苓11克；容易便秘者，加决明子11克。

养肝药材小解说

麦芽

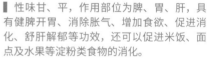

■ 性味甘、平，作用部位为脾、胃、肝，具有健脾开胃、消除胀气、增加食欲、促进消化、舒肝解郁等功效，还可以促进米饭、面点及水果等淀粉类食物的消化。

■ 但要注意，为避免乳汁分泌过少，哺乳期则不宜使用。

饮用方法 日常生活中随时饮用

分量：1~2天的量。

材料：玉米须19克、丹参11克、仙草11克、粉光参8克、何首乌8克、黄芪6克。

制作方法：❶ 将所有中药加水2000毫升，浸泡约30分钟。
❷ 把浸泡的中药以大火煮沸后，转小火熬煮约30分钟，过滤后即可饮用。

注意事项：容易腹泻者，加茯苓11克；容易便秘者，加决明子11克。

玉米须

养肝药材小解说

■ 性味甘、平，作用于肝、胆、膀胱，具有清热退火、减轻黄疸、除湿消肿、促进排尿、降低血糖、排石、止血等功效。因有清热退火的作用，故可减轻爱吃大鱼大肉者上肝火的症状。

■ 它是治疗肝病、胆囊炎、糖尿病、高血压、泌尿系统发炎、肝胆及尿路结石的常用药。

强身排毒茶

滋阴养血 补气强身 清热除湿 活血消油

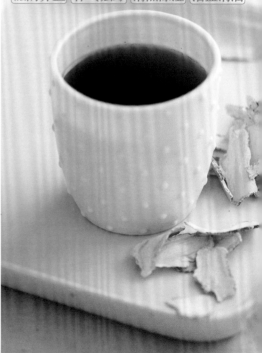

适用对象： 因吃太多油炸、熏烤食物，而产生口干舌燥、皮肤过敏、粉刺、排便不畅等上火症状者

(饮用方法) 日常生活中随时饮用

分量：1~2天的量。

材料：淡竹叶19克、玉竹38克、红枣19克、七叶胆11克、金银花11克、柠檬草8克。

制作方法： ① 所有的中药加水2000毫升，浸泡约30分钟。
② 将浸泡的中药以大火煮沸后转小火，熬煮约30分钟，过滤后即可饮用。

注意事项：容易腹泻者，加茯苓11克；容易便秘者，加决明子11克。

解热消脂茶

清热降火 消脂解腻

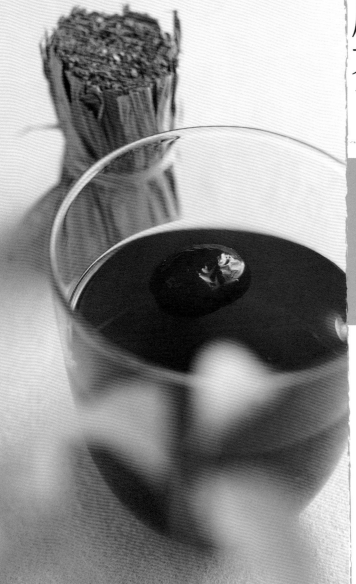

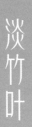

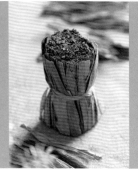

淡竹叶

养肝药材小解说

■ 性味甘淡、寒，作用部位为心、胃、小肠，有清心火除烦躁、消除胃火及利尿渗湿的作用，可改善吃太多油腻食物造成的上火症状。

■ 它是治疗心情烦闷、睡眠不佳、口疮、舌头溃疡、小便呈深黄色及尿频、排尿疼痛等的常用药。

適用對象：因三餐不定時或暴飲暴食造成
腸胃不適症狀者

健胃養腸茶

益氣健脾 養陰和胃 維護消化功能

(飲用方法) 日常生活中隨時飲用

分量：1～2天的量。

材料：黨參11克、烏梅11克、白扁豆38克、麥冬19克、葛
根8克、茉莉花1湯匙、普洱茶適量。

制作方法：❶ 茉莉花及普洱茶除外，其餘中藥加水2000毫
升，浸泡約30分鐘。
❷ 將浸泡的中藥以大火煮沸後轉小火，熬煮約
30分鐘後，取藥汁沖泡茉莉花及普洱茶，燜
2～3分鐘，過濾後即可飲用。

注意事項：容易腹瀉者，酌情加紅糖調味；容易便秘者，
酌情加蜂蜜調味。

烏梅

養肝藥材小解說

▌ 性味酸、澀、溫，作用部位為肺、大腸、肝、
脾，具有生津止渴、止瀉、改善出血、止咳等
功效。飽食過後會口干舌燥，服用烏梅可以生
津止渴、消油脂、幫助消化。

▌ 現代藥理研究表明，烏梅對多種腸道致病菌、
結核菌及皮膚真菌有抑制效果，是治療久咳不
愈、痰少色清稀、口干口渴、久瀉久痢等的常
用藥。疾病急性期則勿太早使用。

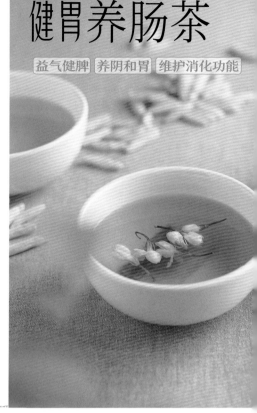

生活中的養肝法

按摩腹部法

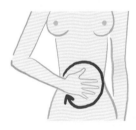

▌ 位置：腹部

▌ 功效：調理腸胃、增加
腸胃蠕動、促進排泄。

▌ 方法：將手掌放于肚臍
旁約5厘米處，以肚臍為中
心點，手掌順時針方向按
摩腹部3～5分鐘。

穴位按摩

陰陵泉穴

陰陵泉穴

▌ 位置：小腿伸直或
微屈膝，將食指指
腹放于小腿內側的內
踝處，沿骨邊由下往
上按壓，至骨頭轉彎
處，即為穴位。

▌ 功效：健脾胃、除濕利水，是
治療腹脹、腹瀉、腸鳴聲大的常
用穴。此穴可通過健脾胃促進消
化代謝、消水消脂的作用而保肝。

▌ 方法：以拇指、食指或中指指
腹按揉穴位，每按5秒，休息1
秒，直到出現酸麻、發脹、微微
發熱感。每次按揉1～2分鐘，
每天1～2次。

(促代謝泡澡包) 份量：2次的量。

行氣發汗 活血通絡 促進新陳代謝

材料：川芎11克、防己11克、當歸8
克、桑葉11克、橙子皮1個、
絲柏精油8滴。

制作方法：
❶ 將所有的中藥剪碎或磨成粗粉，
分別裝入2個無紡布藥袋中。
❷ 果皮用鹽水（鹽1/4茶匙、水250
毫升）浸泡約15分鐘，再以流動
水浸泡約10分鐘後備用。

使用方法：
將藥袋放入浴缸中，加適
量熱水浸泡約10分鐘，待
藥汁溶出後，再加冷水調
至適當溫度，最後放入果
皮，倒入精油，即可泡澡。

注意事項：橙子皮可以
放在冰箱冷藏保存。

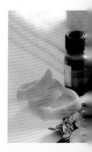

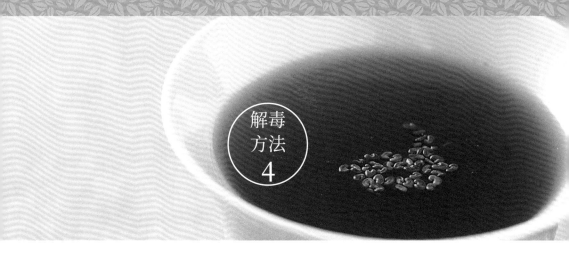

长期处在低温环境的人

主要对象

处在低温环境的工作者、居住在高海拔地区的人。

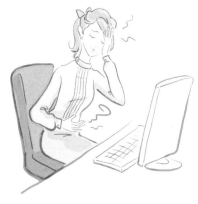

解毒原理

长期处在低温环境的上班族，或居住在高海拔地区的人，因常接触阴冷之气，体内阳气会逐日受损，尤其容易被侵犯遗传体质最脆弱的部分，因此提升体内能量，增强抗寒性，减少阳气受损的概率，是解寒毒的重要原则。

中医认为，寒气为阴冷的病气，保暖为抗寒的首要原则。建议在进入低温环境之前，可戴口罩、系围巾、穿厚外套、戴手套等进行保暖，避免寒气直接接触皮肤，以减轻受寒概率。此外，营养丰富的餐点及温热的御寒茶，都是提升阳气的有效方法。

沙苑补阳茶

补肝肾　强筋骨　滋养眼睛

温暖下腹腔　强化生殖系统

适用对象：因寒气入侵造成下半身循环不佳者

饮用方法　日常生活中随时饮用

分量：1～2天的量。

材料：沙苑子11克、淮山药19克、女贞子11克、杜仲叶11克、迷迭香1/4茶匙。

制作方法：① 沙苑子、淮山药、女贞子加水2000毫升，浸泡约30分钟。
② 将浸泡的中药以大火煮沸后转小火，熬煮约30分钟，再加入杜仲叶及迷迭香，焖约5分钟，过滤后即可当作日常茶饮。

注意事项：容易腹泻者，加东洋参8克；容易便秘者，加决明子11克。

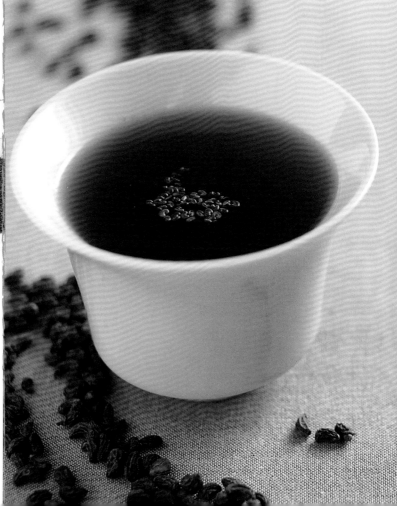

沙苑子

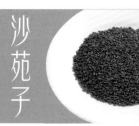

养肝药材小解说

■ 性味甘、温，作用部位为肝、肾二脏，具有强肝补肾、滋养眼睛、强壮筋骨，以及改善漏尿、梦遗、白带多、尿频等功效。它是治疗视力不佳、腰膝酸痛、关节无力、尿频、漏尿及梦遗、白带多等的常用药。

■ 肝经会经过生殖系统，沙苑子可以温暖肝经，达到保肝、补阳的效果。

党参暖胃茶

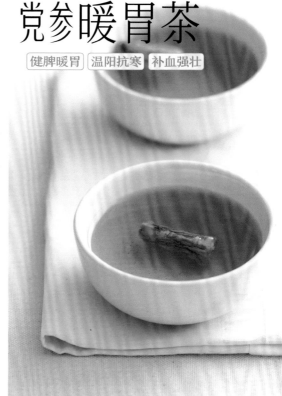

健脾暖胃　温阳抗寒　补血强壮

适用对象：因受寒产生胃痛、腹胀、恶心呕吐、嘴巴泛酸，排稀便或腹泻等症状者

饮用方法　日常生活中随时饮用

分量：2天的量。

材料：党参11克、紫苏6克、麦冬11克、红枣11克、桂花1/4茶匙、红糖适量。

制作方法：全部中药分为3~4份，每次取1份放于保温杯中，加沸水250毫升冲泡，焖约3分钟，过滤后加入红糖即可饮用。

注意事项：容易腹泻者，加茯苓11克；容易口干便秘者，加玉竹11克，将红糖改为蜂蜜。

党参

养肝药材小解说

■ 性味甘、平，作用部位为脾、肺，具有健脾补肺、益气养血及生津止渴等功效，可改善因肝气郁结造成的消化功能减弱等症状。它是治疗消化障碍、食欲不振、精神不振、疲乏无力、声音低及贫血等的常用药。

■ 现代药理研究表明，其有提升免疫力、增加造血功能、升血糖等作用。

防风驱寒茶

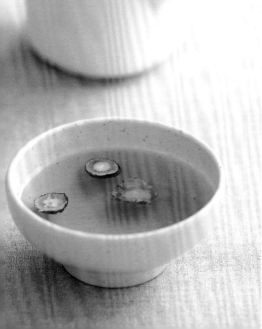

驱除寒气　减轻疼痛

适用对象：因急性受寒引发畏寒发冷、头痛头胀，全身酸痛，鼻塞流鼻水等寒性感冒及鼻过敏者

饮用方法　日常生活中随时饮用

分量：2天的量。

材料：防风11克、荆芥11克、葛根8克、红糖1大匙。

制作方法：全部中药分为2~3份，每次取1份放于保温杯中，加沸水250毫升冲泡，焖约3分钟，过滤后加入红糖拌匀即可饮用。

注意事项：畏寒、头痛者，加川芎11克；容易口干咽痛者，加薄荷4~8克，并将红糖改为冰糖。

防风

养肝药材小解说

■ 性味辛、温，作用部位为膀胱、肝、脾，具有祛风散寒、祛除湿气、缓解疼痛及改善出血等功效，很适合用于急性受寒时，可避免风寒入侵，达到保肝效果。

■ 它是治疗感冒头痛、全身酸痛、腹胀、腹痛、便软腹泻、痔疮出血、关节酸痛等的常用药。

温暖 抗寒茶

补气温阳

补血抗寒

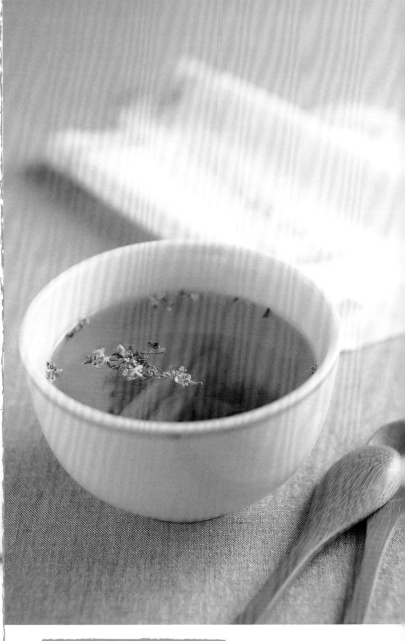

东洋参

养肝药材小解说

■ 东洋参为人参的一种，主产在日本、韩国及中国，性味甘、微苦、微温，作用部位为心、肝、脾、肺、肾五脏，具有大补元气、补益肺脾、安定神志、益智健脑及生津止渴等功效。对忙碌的上班族而言，可补肝气、抗疲劳，达到保肝的效果。

■ 现代药理研究表明，其有提神醒脑、改善疲劳、增强免疫力、促进消化吸收、增加食欲等功效。

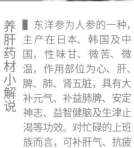

适用对象：四肢循环差、怕冷者

饮用方法　日常生活中随时饮用

分量：2～3天的量。

材料：东洋参4克、桂圆19克、沙参11克、桂花1/4茶匙。

制作方法：全部中药分为2～3份，每次取1份放在保温杯中，加沸水250毫升冲泡，焖约3分钟，过滤后即可饮用。

注意事项：畏寒严重、容易腹泻者，加茯苓11克；容易便秘者，加番泻叶2～4克。

黄芪防感茶

补气养血　润肺安神　预防感冒

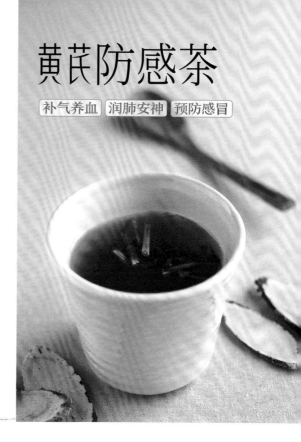

饮用方法　日常生活中随时饮用

分量：2～3天的量。

材料：黄芪11克、百合19克、枸杞11克、紫苏6克、红糖适量。

制作方法：全部中药分为2～3份，每次取1份放于保温杯中，加沸水250毫升冲泡，焖约3分钟，过滤后加入红糖即可饮用。

注意事项：头痛、鼻塞者，加紫苏11克；容易口干咽痛者，加薄荷8克，并将红糖改为蜂蜜。

黄芪　养肝药材小解说

■ 性味甘、微温，作用部位为肺、脾，具有温补阳气、改善出汗、排出毒素、生肌长肉、消除水肿等功效，可补气，保护肝细胞，抗疲劳。

■ 现代药理研究表明，其可产生类似干扰素的作用，具有保护肝细胞、增强免疫力、强壮心脏、抑制细菌、促进伤口愈合、调节水分代谢及降低血糖等作用。

生活中的养肝法

穴位按摩

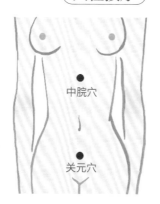

中脘穴

关元穴

关元穴

■ 位置：位于腹部正中线，肚脐往下三寸处。

■ 功效：补肾温阳、增强下腹腔元气，可改善因寒气造成下腹部血循环差的不适，是防治下腹腔疾病的常用穴。

■ 方法：以拇指、食指或中指指腹按揉此穴，每按5秒，休息1秒，直到出现酸麻、发胀、微微发热感。每次按揉1～3分钟；或将热敷包放于此穴上，温热5～10分钟。两种方法每天皆可做1～3次。

中脘穴

■ 位置：心窝与肚脐连线的正中点。

■ 功效：健脾和胃、温暖散寒、行气止痛，为肠胃疾病的常用穴。

■ 方法：以拇指、食指或中指指腹按揉穴位，每按5秒，休息1秒，直到出现酸麻、发胀、微微发热感。每次按揉1～3分钟，或将热敷包放于此穴上，温热5～10分钟。两种方法每天皆可做1～3次。

促代谢泡澡包　分量：2次的量。

补阳气　驱寒气　补血通络　促进血液循环

材料：黄芪11克、防风11克、桂枝8克、麦冬19克、迷迭香1大匙，马郁兰精油8滴。

制作方法：将所有的中药剪碎或磨成粗粉，分别装入2个无纺布药袋中。

使用方法：将药袋放入浴缸中，加适量热水浸泡约10分钟，待药汁溶出后，再加冷水调至适当温度，最后加入精油，即可泡澡。

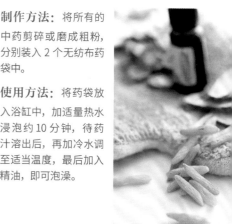

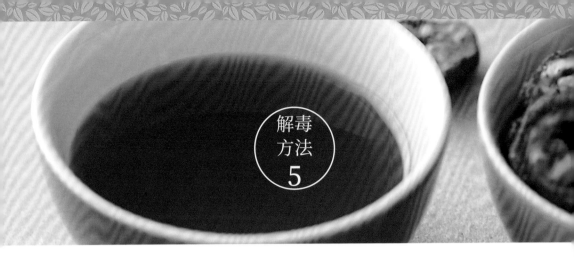

解毒
方法
5

长时间汗流浃背的人

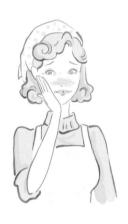

主要对象

需接触炉火的家庭主妇、厨师及
户外工作者。

解毒原理

中医认为，火热伤元气，会使人产生昏昏欲睡的困倦感，亦会耗伤清凉的津液。因
此，长期汗流浃背，元气与津液均消耗过度，则会产生疲劳无力又体内干燥的综合征。

因工作关系无法避免接触火热毒的户外工作者，应尽量减少正午外出，外出时要做
好防晒措施，如戴帽子、穿透气防晒衣，降低火毒伤害；室内工作者可以使用加湿器或
喷雾机降低室温、增加湿度、减少流汗。

最重要的是，时时补充水分是补救流汗过多后遗症的最根本方法，但切记勿时常饮
用冰冷的饮料，否则会让受伤的元气雪上加霜，难再复原。

 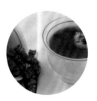

石斛明目茶

滋阴明目

补血益气

清肝退热

适用对象： 有眼睛干涩、异常瘙痒、充满血丝等眼疾者

饮用方法 日常生活中随时饮用

分量：2～3天的量。

材料：石斛19克、枸杞19克、菊花8克、黄芪6克。

制作方法：全部中药分为2～3份，每次取1份放于保温杯中，加沸水250毫升冲泡，焖约3分钟，过滤后即可饮用。

注意事项：容易腹泻者，加东洋参6克；容易口干、便秘者，加磨碎决明子11克。

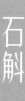

石斛

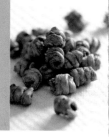

养肝药材小解说

■ 性味甘、微寒，作用部位为肺、胃、肾，具有益胃养阴、生津止渴、清热润喉及养肝明目等功效。

■ 它是治疗口干舌燥、干呕欲吐、胃部闷胀、饥饿却吃不下、身体发热、流汗多、盗汗（睡时流汗）、眼睛干燥酸涩，以及近火产生干燥症状等的常用药材。

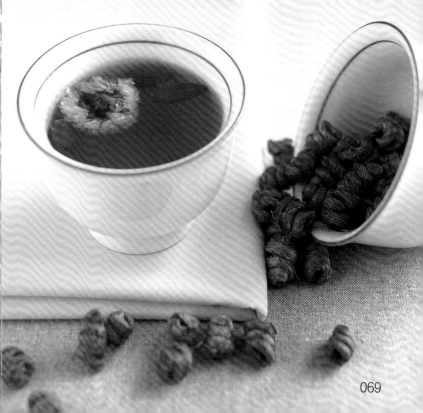

天冬解渴茶

清凉退火 滋阴润燥

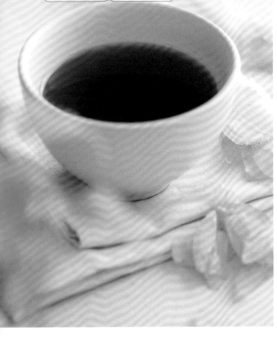

饮用方法 日常生活中随时饮用

分量： 1～2天的量。

材料： 天冬19克、罗汉果1/2个、黄芪11克、薄荷11克、桔梗8克、果糖或红糖适量。

制作方法：
① 薄荷除外，其余中药加水2000毫升，浸泡约30分钟。
② 浸泡的中药以大火煮沸后转小火熬，熬约30分钟，加入薄荷，焖约5分钟后过滤加糖拌匀。

注意事项： 容易胃痛者，以红糖调味，可加红枣11克；燥热严重、容易便秘者，加决明11～19克。

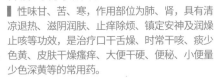

天冬

养肝药材小解说

■ 性味甘、苦、寒，作用部位为肺、肾，具有清凉退热、滋阴润肤、止痒除烦、镇定安神及润燥止咳等功效，是治疗口干舌燥、时常干咳、痰少色黄、皮肤干燥瘙痒、大便干硬、便秘、小便量少色深黄等的常用药。

■ 现代药理研究表明，其有抑制细菌、消炎退热及化痰止咳等作用。

黄精开胃茶

补充消化液 开胃消食
消除胀气 改善干呕

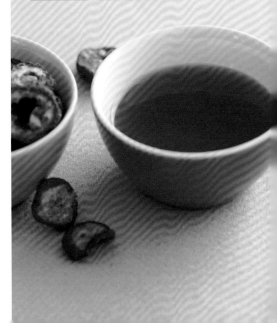

饮用方法 日常生活中随时饮用

分量： 1～2天的量。

材料： 黄精19克、白扁豆38克、玉竹19克、竹茹11克、乌梅11克、山楂8克、冰糖适量。

制作方法：
① 将全部中药加水2000毫升，浸泡30分钟。
② 把浸泡的中药以大火煮沸后转小火，熬煮约1小时，过滤后加入冰糖即可。

注意事项： 容易腹泻者，加茯苓11克；容易便秘者，加决明子11克。

黄精

养肝药材小解说

■ 性味甘、平，作用部位为肺、脾、肾，具有滋养胃阴、补气健脾、强心润肺、补益肾精、强筋壮骨、养生抗衰老的功效，同时可以清凉滋润，改善上火反应。

■ 现代药理研究表明，黄精含有多种微量元素，有保护肝脏、预防脂肪肝、强壮心脏、改善动脉硬化、调整血糖、增强免疫力及体力等作用。

凉润美肤茶

滋阴退红
补血益气
改善肤质
减少油脂分泌

饮用方法　日常生活中随时饮用

分量：1~2天的量。

材料：旱莲草11克、淮山19克、茯苓11克、仙草11克、何首乌8克、黄精8克、冰糖适量。

制作方法：❶ 全部中药加水2000毫升，浸泡约30分钟。
❷ 将浸泡的中药先以大火煮沸后转小火，熬煮约1小时，过滤后加入冰糖即可。

注意事项：容易腹泻者，加党参11克；容易便秘者，加决明子11克。

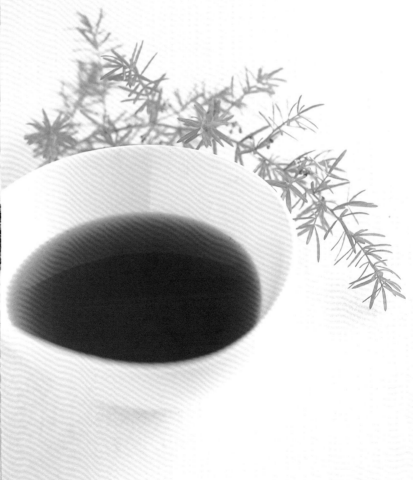

旱莲草

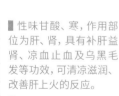

养肝药材小解说

■性味甘酸、寒，作用部位为肝、肾，具有补肝益肾、凉血止血及乌黑毛发等功效，可清凉滋润、改善肝上火的反应。

■它是治疗头发早白、掉发秃顶，记忆力减退，睡眠障碍，头晕耳鸣，小便出血，女生月经提前、色鲜红、经期过长等的常用药。有改善出血及抑制细菌的药理作用。

麦冬定心茶

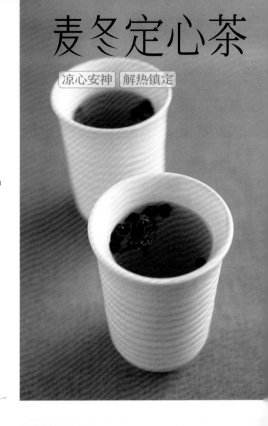

凉心安神　解热镇定

适用对象： 有睡眠不稳、疲劳无力、心跳快、心悸心慌等症者

（**饮用方法**）日常生活中随时饮用

分量： 1天的量。

材料： 麦冬38克、五味子8克、薄荷8克、粉光参6克。

制作方法：
① 将麦冬剪成薄片，全部中药分为2~3份。
② 每次取1份放于保温杯中，加250毫升沸水冲泡，焖约3分钟，过滤后即可饮用。

注意事项： 容易腹泻者，加葛根19克；容易口干、便秘者，加玉竹11克。

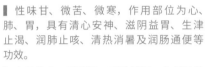

麦冬

养肝药材小解说

▌性味甘、微苦、微寒，作用部位为心、肺、胃，具有清心安神、滋阴益胃、生津止渴、润肺止咳、清热消暑及润肠通便等功效。

▌它是治疗口燥咽干、口渴唇红、大便干燥难出、心悸心慌、烦躁郁闷、失眠多梦、干咳痰少而稠、干呕、胃部胀气等的常用药。

生活中的养肝法

（穴位按摩）

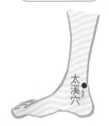

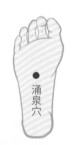

太溪穴

▌**位置：** 双侧脚踝内侧，跟腱与内踝尖连线的正中点。

▌**功效：** 滋阴清热、健脾益肺、补肾生发、增强保湿及降火除燥等。

▌**方法：** 以拇指或中指指腹按揉此穴，每按5秒，休息1秒，直到出现酸麻、发胀、微微发热感。每次按揉1~3分钟，每天1~3次。

涌泉穴

▌**位置：** 足趾除外，在足掌前1/3的中点，屈趾时出现的凹陷处。

▌**功效：** 滋阴益肾、退火通便、清热安神、改善干燥上火症状。

▌**方法：** 以拇指或中指指腹按揉此穴，每按5秒，休息1秒，直到出现酸麻、发胀、微微发热感。每次按揉1~3分钟，每天1~3次。

（润肤保湿泡澡包）　分量：2次的量。

（清凉滋润）（镇定退热）（增加体表保湿液）

材料： 玉竹38克、沙参19克、荆芥8克、桑叶11克，橄榄油10滴。

制作方法： 将所有的中药剪碎或磨成粗粉，分别装入2个无纺布药袋中。

使用方法： 将药袋放入浴缸中，加适量热水浸泡约10分钟，待药汁溶出后，再加冷水调节至适当温度，滴入橄榄油即可泡澡。

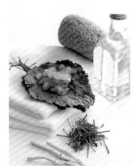

保肝小叮嘱：

每周泡澡2~3次，每次以5分钟左右为宜，当水温为30~35℃，水温不宜太高。泡澡前后应喝杯温水，结束后涂抹身体乳液，以免使干燥症恶化。

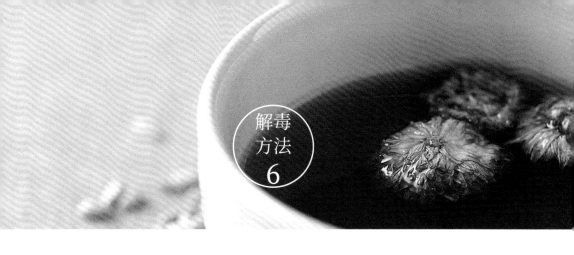

解毒
方法
6

长时间情绪不畅的人

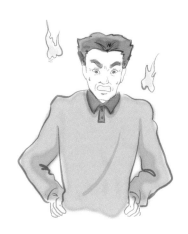

主要对象

常感压力大、抗压性低、工作紧张者。

解毒原理

　　"喜、怒、忧、思、悲、恐、惊"本为正常的情绪反应，但若反应过度激烈，超过内心所能承受的负荷，产生的负面能量将成为残害身心的毒素，尤其是长期地郁闷与愤怒，将会演变成"郁闷族"或"火爆族"。

　　属于"肝气郁结"的郁闷族，除了饮用解郁茶品外，平时宜尽量抒发情绪，打开心结，使郁闷苦毒烟消云散，让平安喜乐回归心灵；而"肝火过旺"的火爆族，应时常饮用降火息怒茶品，感觉怒火上冲时，可试着深呼吸，将怒火往下移，减轻对肝的伤害。

身心喜乐茶

疏肝解郁　宁心安神　补气提神

适用对象：压力大、容易紧张、长时间焦躁不安者

饮用方法　日常生活中随时饮用

分量：1~2天的量。

材料：合欢花1朵、枸杞38克、天冬19克、麦冬19克、炙甘草19克。

制作方法：❶ 枸杞除外，其余中药加水1500毫升，浸泡约30分钟。
❷ 将浸泡的中药以大火煮沸后转小火，熬煮约30分钟，过滤后加入枸杞，焖约5分钟即可。

注意事项：容易腹泻者，加茯神11克；容易便秘者，加决明子11克。

合欢花

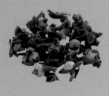

养肝药材小解说

■ 性味甘、平，作用部位为心、肝，具有安神除烦、疏肝解郁、宁心安眠等功效。它是治疗情绪失调、抑郁不纾、紧张烦躁、睡眠质量欠佳及记忆力减退等的常用药。

■ 现代药理研究表明，其有镇静心神及促进排尿等作用。

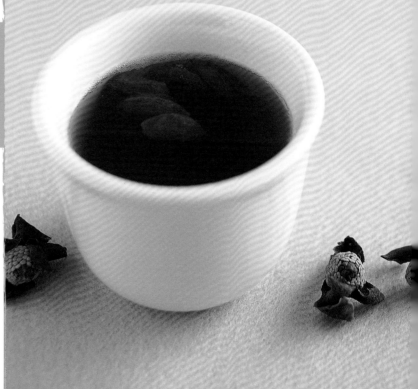

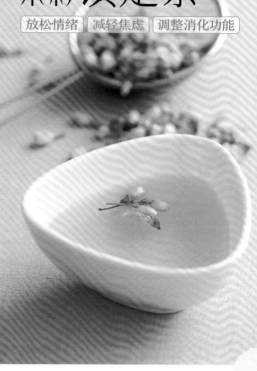

茉莉镇定茶

放松情绪　减轻焦虑　调整消化功能

适用对象：患有紧张焦虑、打嗝、嘴巴吐酸水、便秘或腹泻交替出现等患者

饮用方法　日常生活中随时饮用

分量：1～2天的量。

材料：远志8克、茉莉花2大匙、麦冬19克、党参11克、红枣11克。

制作方法：❶ 除茉莉花外，其余中药加水1500毫升，浸泡约30分钟。

❷ 将浸泡的中药以大火煮沸后转小火，熬煮约30分钟后，再加入茉莉花，焖约5分钟，过滤后即可饮用。

注意事项：容易腹泻者，加茯苓11克，再酌加红糖调味；容易便秘者，加决明子11克，酌加蜂蜜调味。

远志

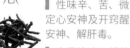

养肝药材小解说

■ 性味辛、苦、微温，作用部位为肺、心，具有定心安神及开窍醒神的功效，对郁闷、火爆族可安神、解肝毒。

■ 它是治疗心悸健忘、心神不宁、精神恍惚、失眠多梦及烦躁不安等的常用药。

■ 现代药理研究表明，其有镇静神经、安定神志及抑制细菌等作用。

天麻降火茶

清肝火　除烦躁　退热安神

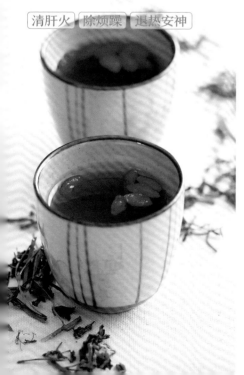

适用对象：经常烦闷不安、暴躁易怒、全身紧绷、无法放轻松、失眠多梦者

饮用方法　日常生活中随时饮用

分量：1～2天的量。

材料：夜交藤11克、天冬19克、天麻11克、枸杞11克、薄荷8克、茵陈6克、冰糖适量。

制作方法：❶ 除薄荷及枸杞外，其余中药加水1500毫升，浸泡约30分钟。

❷ 将浸泡的中药以大火煮沸后转小火，熬煮约30分钟后，再加入薄荷，焖约5分钟，过滤后加入枸杞及冰糖，焖约5分钟即可饮用。

注意事项：容易腹泻者，加党参11克，并酌加红糖调味；容易便秘者，加决明子11克，酌加蜂蜜调味。

夜交藤

养肝药材小解说

■ 性味甘、平，作用部位为心、肝，具有宁心定志、通畅经络及祛风止痛的功效，可改善失眠多梦、虚烦不安、关节酸痛及皮肤过敏瘙痒等症。

■ 它是治疗睡眠障碍、精神疾病及关节酸痛的常用药。

菊花解压茶

清肝宁心　降火助眠　纾解压力

饮用方法　日常生活中随时饮用

分量：1～2天的量。

材料：酸枣仁11克、淮小麦19克、桂圆19克、菊花11克、葛根8克、川芎6克。

制作方法：① 菊花除外，其余中药加水1500毫升，浸泡约30分钟。
　　　　　② 将浸泡的中药以大火煮沸后转小火，熬煮约30分钟后加入菊花，焖约5分钟，过滤后即可饮用。

注意事项：容易腹泻者，加茯苓11克；容易便秘者，加决明子11克。

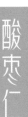

酸枣仁

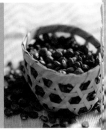

养肝药材小解说

■ 性味甘、酸、平，作用部位为心、肝，具有强肝安神及补心敛汗的功效，可改善郁闷、火爆族的睡眠障碍。

■ 它是治疗容易受惊、心悸心慌、心神不宁、失眠多梦、过度排汗、盗汗等的常用药。

■ 现代药理研究表明，其具有镇静解压、安神助眠、镇定心律及降低血压等作用。

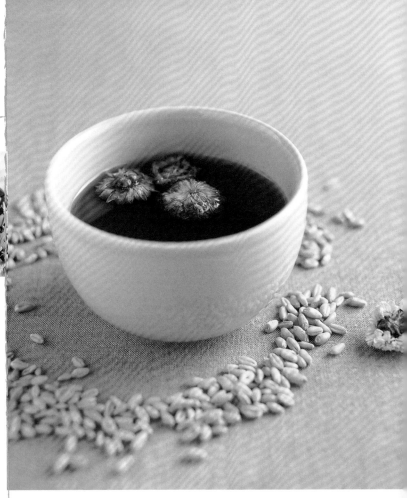

玫瑰解忧茶

除忧解虑　疏肝解郁　宁心安神

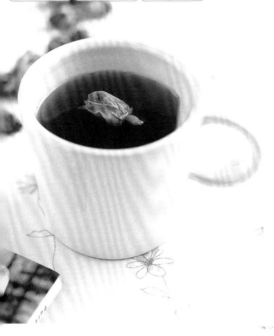

适用对象： 精神抑郁、忧虑过度、爱叹气、胸闷不舒畅、疲劳乏力、精力不足者

饮用方法　日常生活中随时饮用

分量：1～2天的量。

材料：淮小麦38克、何首乌8克、黄芪6克、玫瑰花9朵、合欢花1朵。

制作方法：
① 玫瑰花除外，其余中药加水1500毫升，浸泡约30分钟。
② 将浸泡的中药以大火煮沸后转小火，熬煮约30分钟后加入玫瑰花，焖约5分钟，过滤后即可饮用。

注意事项：容易腹泻者，酌加红糖调味；容易便秘者，酌加蜂蜜调味。

淮小麦　养肝药材小解说

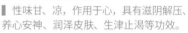

■ 性味甘、凉，作用于心，具有滋阴解压、养心安神、润泽皮肤、生津止渴等功效。

■ 它是治疗心悸心慌、心神不宁、疲倦无力、容易出汗、失眠多梦等的常用药。

■ 现代营养学认为，其富含维生素 B_1 及铁元素。

生活中的养肝法

穴位按摩

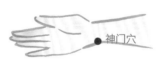

神门穴

神门穴

■ 位置：手掌向上，小指侧手掌与腕横纹交接处。

■ 功效：镇定心律，宁心安神，改善睡眠，是防治心悸心慌、精神恍惚及心烦失眠等的常用穴。

■ 方法：以拇指、食指或中指指腹按揉此穴，每按5秒，休息1秒，直到出现酸麻、发胀、微微发热感。每次按揉1～3分钟，每天3～5次。

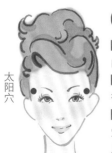

太阳穴

太阳穴

■ 位置：眉毛末端与眼外角连线之中点，向后约一寸凹陷处。

■ 功效：祛风清热、散寒止痛。缓解火气往上冲造成的头面部不适。

■ 方法：以拇指、食指或中指指腹按揉此穴，每按5秒，休息1秒，直到出现酸麻、发胀、微微发热感。每次按揉1～3分钟，每天3～5次。

身心舒畅泡澡包　分量：2次的量。

纾解郁闷　降火退热　安神助眠

材料：柴胡11克、石菖蒲11克、郁金11克、桑叶11克、防风8克、新鲜玫瑰花1朵、薰衣草精油8滴。

制作方法：
① 将所有的中药剪碎或磨成粗粉，分别装入2个无纺布袋中。
② 玫瑰花瓣以盐水（盐1/4茶匙、水250毫升）浸泡约15分钟，再以流动水浸泡约10分钟备用。

使用方法：
将药袋放入浴缸中，加适量热水浸泡约10分钟，待药汁溶出后，再加冷水调至适当温度，最后撒上花瓣，滴入精油，即可泡澡。

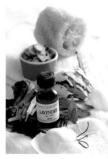

肝病真的难以根治吗？

肝病让人头痛、烦恼，为了让肝恢复健康，有人遍访名医，试过各式疗法、偏方。事实上，肝病可不能病急乱投医，乱试、乱吃偏方，这很容易造成肝的负担，反而因此加重病情。

本人根据多年的行医经验，为您提供独特的调养肝脏的方法，让您恢复健康。即使无法完全根治，也能达到"与病共存、抱病延年"，虽重病在身，一样能拥有好的生活质量。

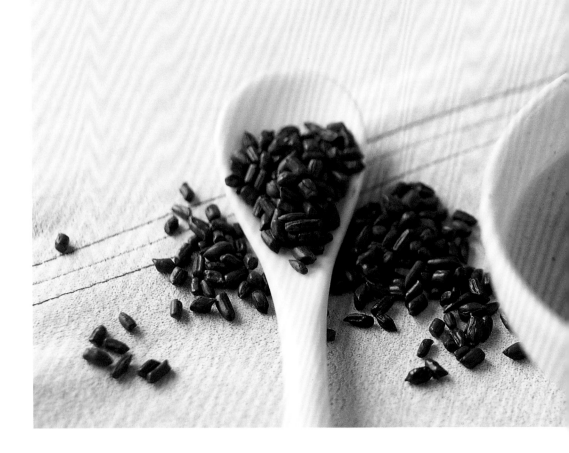

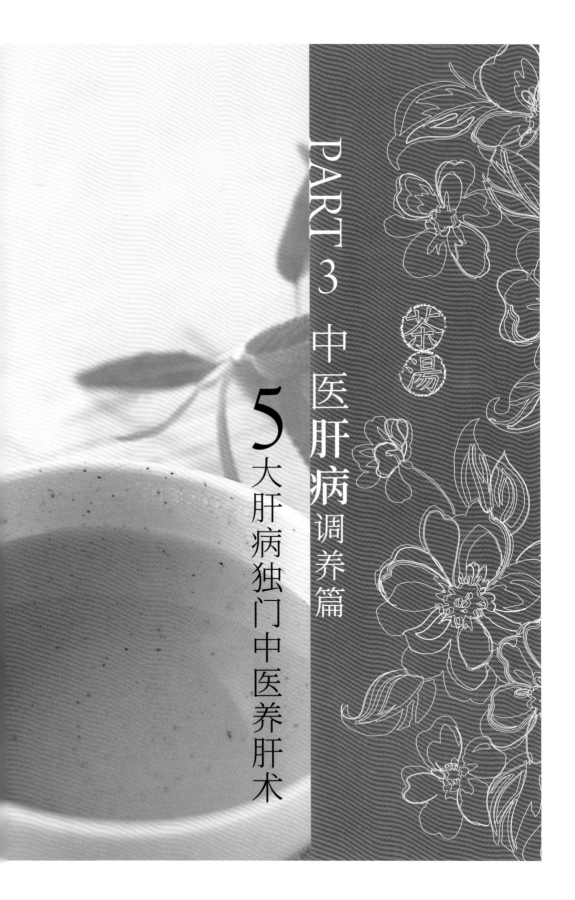

PART 3 中医肝病调养篇

茶湯

5大肝病独门中医养肝术

认识 5 大常见的 肝病

患有肝病的人很多，但您知道常见的肝病有哪些吗？若要以中医调养，怎么做才能达到养肝的目的呢？

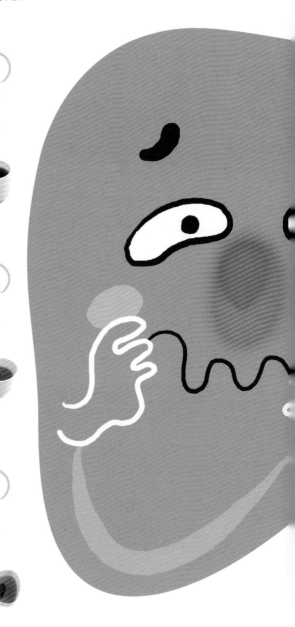

脂肪肝

脂肪肝的主要原因是肥胖。顾名思义，脂肪肝是指肝脏有太多的脂肪，特别是甘油三酯（Triglyceride）的含量超过肝总重的 5% 以上，或者肝组织切片超过 10% 以上的肝细胞有脂肪空泡堆积的情况，就可被诊断为脂肪肝。
（详细内容请见 P84）

肝炎

肝炎是肝病三部曲的第一个，可分为病毒性肝炎（甲型、乙型、丙型、丁型及戊型）、酒精性肝炎及药物性肝炎 3 种。其中以乙型、丙型肝炎最常见，而且又可能变成慢性肝炎，甚至会引起肝硬化或是肝癌等可怕病变，必须特别留意。
（详细内容请见 P90）

肝硬化

肝硬化是指肝细胞受到病毒、酒精或其他因素的破坏，产生纤维化或结节，使得外观变得像苦瓜一样。最常见的诱因是慢性乙型、丙型肝炎。一开始的肝硬化没有不舒适的症状，但随着肝逐渐丧失原本的功能，会慢慢产生明显的不适症状。
（详细内容请见 P96）

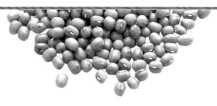

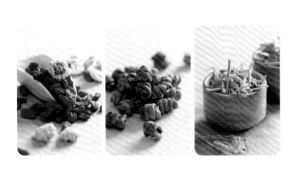

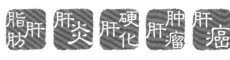

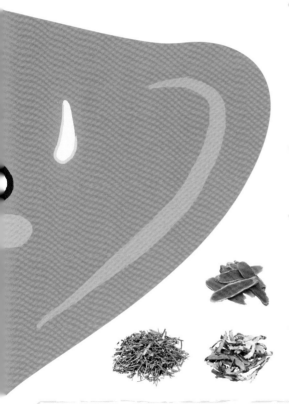

肝肿瘤可分为良性及恶性。恶性就是所谓的肝癌或是由其他癌症转移过来的。良性肝肿瘤常见的有：血管瘤、局部结节性增生、肝腺瘤、肝囊肿。不管是良性还是恶性，都必须通过影像学或病理组织来确定诊断，一般良性肿瘤是不需要立即治疗的，但应定期追踪。
（详细内容请见 P102）

肝肿瘤

肝癌的死亡率一直在癌症中名列前茅，而且男性患病的比例大于女性。患有肝癌的人数很多，归咎于患有慢性乙型、丙型肝炎的人数很多，而且肝癌早期的肿瘤小且没有症状，不易察觉，等到发现时为时已晚。
（详细内容请见 P108）

肝癌

5大肝病中医治疗原则

※ 脂肪肝、肝炎、肝硬化、肝肿瘤及肝癌，是常见的5大肝脏疾病。五者关系密切，互为因果。例如，严重的脂肪肝会引发肝炎，而慢性肝炎若控制不当易转变为肝硬化，甚者演变成肝癌。因此，若能积极治疗每种肝病，可降低肝硬化的发病率，减少肝癌的死亡率。

※ 治疗过程中，若无法将病气完全去除，"与病共存、抱病延年"就成了中医治疗严重病症的最高原则；而"扶正祛邪"则是达成目标、维持健康、治疗疾病与养生保健的主要方法。

※ 所谓"扶正"，就是为肝脏供应充足的阴阳气血，避免细胞病变；而"祛邪"，则是将肝脏内的病气（邪气），逐渐排出体外，减少肝细胞的损伤。因此，清热退火、祛湿除痰、行气解郁及活血化瘀，则为"祛邪"的主要方法。

081

调养肝病前必懂的 中医观念

　　以中医论点，肝脏疾病会和虚证、实证相伴随或是单独出现，是产生疾病的主要原因，所以先了解四大病气及相关的辨证，是进行中医保肝前的不二法门。

中医所谓的"四大病气"

火灾　水灾　气郁　血浊

　　在中医理论中，疾病可分为"虚证"与"实证"两大类，虚证是五脏阴阳气血的虚弱不足证；实证则为体内病气过多的表现。肝脏疾病中，常出现中医实证中的四大病气，包括"火热""寒湿痰阻""气郁"及"血液阻塞"。这四种病气以"火热""气郁"最常见，它们可能单独出现，也可能合并出现在一种肝病中，因此，综合调理才能改善病情。

火灾　　　　　　　　　　　　　　水灾

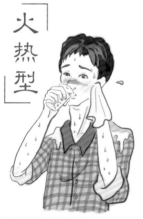

火热型

　　身体出现烦躁、亢奋、发红、肿胀、灼热、疼痛、异常出血且颜色鲜红、瘙痒、脓疱及分泌物变色（如黄痰、流黄涕、眼分泌物多）等症状，即为火热型。常因遗传体质、熬夜、天气变热、高温环境工作或常吃燥热食物造成。

■ **详细症状**

烦躁易怒、失眠眩晕、头痛头胀、面红发热，多汗色黄味重，眼睛红痒，耳鸣耳痛、鼻干鼻痒、流鼻血、口苦口臭、口渴喜饮水、口舌生疮、咽痛涕黄、咳嗽痰黄，心跳快，尿频尿痛、小便量少且呈深黄或如茶水色，大便干结、便血或排泄物味恶臭，痔疮，女子月经提前、色鲜红、量多，阴部瘙痒、会阴部分泌物色黄腥臭，皮肤红痒、湿疹、疮疡肿毒，身上出现红、肿、热、痛。

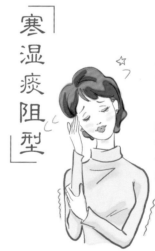

寒湿痰阻型

　　身体出现没有力气、精神萎靡、发冷、肿胀、疼痛、水疱、瘙痒及分泌物清稀色白（如稀白痰，流鼻水、眼泪）等症状，即为寒湿型。常因遗传体质、天气变冷、低温环境工作或常吃寒冷或油腻食物造成。

■ **详细症状**

头痛头重、眩晕欲倒，鼻塞涕清、咽痒欲咳、咳嗽痰白，心跳慢，恶心呕吐，胃痛腹痛，便软腹泻，尿频、色清量多、夜尿；月经延后、痛经、月经色黑夹血块，白带清稀，怕冷、四肢冷，身体肿胀，全身酸痛，长湿疹但不会发红，脂肪瘤，肥胖，关节肿痛、水肿。

和肝病相关的辨证

脾虚湿重

脾气虚加上湿气重，会造成食欲不振、腹胀、打嗝、恶心呕吐、胃酸、肠鸣声大、胃痛腹痛、大便较软或易腹泻、水肿、白带量多、清稀无臭味等症状。肝炎及肝硬化患者最易出现此症状。

脾胃气虚

脾胃元气虚弱，无法维持正常的消化功能，易造成食欲不振、腹胀、打嗝、恶心呕吐、胃酸、肠鸣声大、肌肉消瘦、大便较软或易腹泻、排便不畅等症状。肝炎、肝硬化、肝肿瘤患者常会出现这些症状。

肝郁脾虚

肝气郁结后，造成的脾胃气虚的消化不良症状。肝癌患者常会出现此症状。

气血瘀阻

肝气郁结加上血液瘀阻，会造成腹部疼痛、胀气，皮肤瘀青或有斑点；胆囊、胃、大肠、子宫颈等长息肉，脂肪肝，胆结石，肿瘤等。此辨证常会出现在肝硬化、肝肿瘤、肝癌患者身上。

气阴两虚

是指脾气虚加上肝阴虚的综合证型。当脾气虚弱，则造成食欲不振、腹胀、打嗝、恶心呕吐、胃酸、肠鸣声大、肌肉消瘦、大便较软或易腹泻等消化吸收不良等症状。而肝阴虚会造成眼睛干涩、皮肤干燥、瘙痒、排便干燥等干燥上火的症状。肝癌患者常会出现这些症状。

气郁　　血浊

情绪失调、长期精神抑郁、紧张焦虑、压力过大，很容易造成情绪郁闷，出现身心疾病。常因内在情绪失调、外来压力、遗传所造成。

血液循环不顺畅，或血液浓度变高时，身体会出现肿块、疼痛、瘀青、血块等症状，即为血液瘀阻型。常因遗传体质、天气变冷、缺乏运动、低温环境工作或常吃寒冷食物造成。

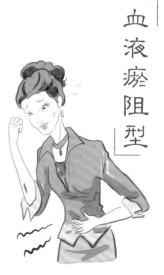

血液瘀阻型

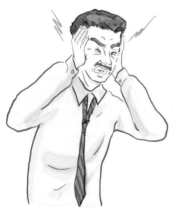

情绪郁闷型

■ 详细症状

精神抑郁，情绪失调、忧郁、闷闷不乐，紧张焦虑，压力大，喜叹气；烦躁、睡眠质量差；头痛头胀；嘴巴泛酸；胸闷；胸胁部肋骨处胀痛；便秘或腹泻；乳房胀痛、月经不调、痛经。

■ 详细症状

局部疼痛，疼痛部位固定、不会游离；皮肤瘀青或有斑点；结石；胆囊、胃、大肠、子宫颈等长息肉；脂肪肝，或肝脏有肿块、肿瘤；痛经、夹血块。

独门中医养肝本

脂肪肝的
中医调养法

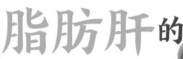

现代人餐餐大鱼大肉，营养过剩，以致患有脂肪肝的人越来越多，甚至蔓延到年轻人，已变成时下最常见的肝病。别担心，试试中医调理，它可以让您摆脱脂肪肝的威胁！

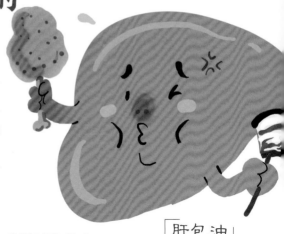

「肝包油」

西医角度 看脂肪肝

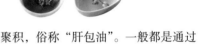

什么是脂肪肝？

西医所谓的脂肪肝是指肝细胞内有脂肪聚积，俗称"肝包油"。一般都是通过 B 超、CT、MRI 等检查得知。

造成脂肪肝的主要原因有：肥胖、血脂过高、糖尿病、酗酒、代谢失调症候群、药物、全肠道营养（消化道疾病患者因病长期无法由口进食，改由静脉给予肠道外营养）、病毒性肝炎、遗传病（如威尔逊病）及其他不明原因等。

得了脂肪肝怎么办？

得了脂肪肝首先要确定是否肝脏发炎，可抽血检验 GOT/GPT（肝发炎指数），必要时可以进行肝穿刺切片来证实。单纯的脂肪肝，如肝发炎指数正常无须服药，只需定期追踪及针对成因改善即可。

接着确认自己是否有乙型、丙型肝炎，若都没有，只需依医生指定的时间复诊追踪即可，一般因单纯脂肪肝引起肝硬化或肝癌的概率较小。如果有乙型、丙型肝炎，且肝发炎指数升高，除定期追踪外，必要时需接受药物治疗。因为乙型、丙型肝炎引起肝硬化或肝癌的概率较高，需谨慎追踪。

若没有乙型、丙型肝炎，可确认自己脂肪肝的原因并改善。举例来说，如果体重过重，可通过饮食控制及运动减重；如果血脂过高，需药物治疗高脂血症及饮食控制；如果有糖尿病，需要控制血糖；如果有酗酒习惯，就要戒酒。

虽然目前仍无已被完全证实有效的药物，但初步的试验认为某些药物可以改善肝功能。勿听信市面上广告可以改善脂肪肝或降低肝炎指标的保健品、草药及偏方，随便服"药"只会增加肝脏负担，使其恶化。

茶汤

中医角度 看脂肪肝

就中医角度，当肝脏内的脂肪含量超过正常范围时，表示肝细胞内有过多的脂肪堆积，此种病理状态与"痰湿证"类似，一旦伴随其他并发症，则表示有"肝气郁结"，"血液瘀阻"，"肝阴虚弱"及"肝胆火热"等证。例如，时常出现右边肋骨部的胀闷不适感，则表示有"肝气郁结"；糖尿病或血脂过高，则表示有"血液瘀阻"；平时饮酒过度或有病毒性肝炎，则表示有"肝胆火热"。因此，需纵观患者的全身症状，才能做出最佳判断。

本病的治疗方法，以内服药为主，针灸治疗为辅，并以化痰去脂、活血化瘀、行气止痛为主，酌加健脾祛湿、滋阴清热的药物。治疗期一般以 3 个月为原则，视患者对药物的反应而定，越早治疗越好，若胸肋处胀闷不舒服，还可搭配按摩"支沟穴"。

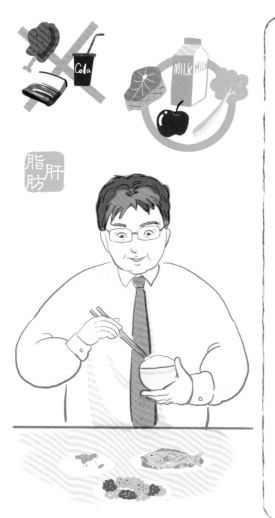

保肝小叮嘱

轻度脂肪肝若饮食控制得当，一般可恢复正常，中、重、轻度脂肪肝则需积极治疗，否则容易演变为肝炎，影响肝脏功能。

① 健康饮食
要均衡摄取六大营养素，适量摄取优质脂肪（如植物油、坚果、瘦肉等），限制肥肉及胆固醇的摄取量；适量补充维生素 B 族（B_1、B_2、B_{12} 等）、维生素 C 及叶酸，保护肝细胞，促进脂肪代谢。

② 控制体重
肥胖是造成脂肪肝最主要的原因，所以必须控制体重，避免饮酒过量及暴饮暴食，少吃高糖及油炸类食物，养成运动的习惯，以促进新陈代谢。

③ 积极治疗
引起脂肪肝的病因，如肥胖、肝炎、糖尿病、高脂血症等。

脂肪肝患者的饮食

海带排骨汤

清肝退火

祛湿清热

利水消油

适用对象： 口苦口臭、口渴喜饮、烦躁易怒、胸肋骨处不适等肝胆火热型的脂肪肝患者

（**食用方法**）日常生活中作为餐食饮用

分量／材料： 4 人的量。
1. 薏仁 75 克、何首乌 11 克、金线兰 8 克。
2. 海带 1 碗、小排骨 300 克、姜 5 片。

调味料： 米酒 1 大匙、盐适量、香油适量。

制作方法：
1. 小排骨以沸水汆烫后，取出沥干；薏仁加适量水浸泡约 1 小时；何首乌与金线兰放入药袋中备用。
2. 将小排骨、药袋、薏仁、姜片、米酒一起放进锅中，加 2500 毫升的水，先开大火煮沸，捞除浮沫后转小火炖煮约 1 小时。
3. 取出锅中的药袋，加入海带及盐，以中火煮约 10 分钟，熄火焖约 10 分钟，最后滴入香油即可食用。

注意事项： 四肢冰冷者，加黄芪 8 克；容易便秘者，加决明子 11 克。

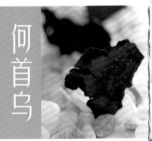

何首乌

养肝药材小解说

■ 性味甘、苦涩、微温，作用部位为肝、肾，经由补肝血、消油脂而达到保肝效果。

■ 何首乌分炙首乌和新鲜首乌，功效各不同。一般中药中的何首乌均为炙首乌，具有补益肝肾、益精黑发、补血安神及调经安胎等功效；新鲜首乌则有通便解毒的作用。

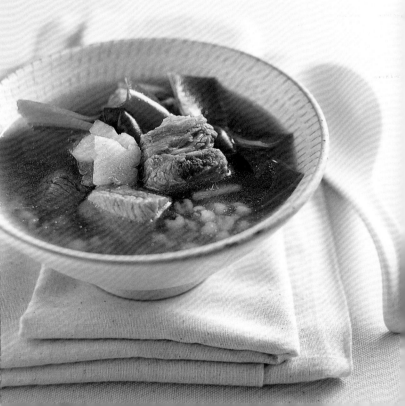

养肝消脂茶

活血消脂　补气滋阴　清热养肝

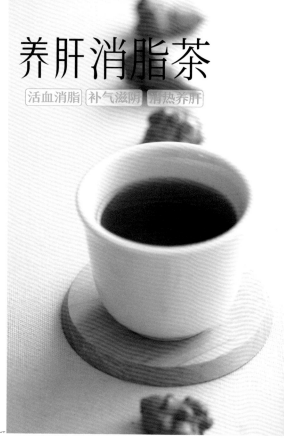

适用对象：脂肪肝或肥胖患者

饮用方法　日常生活中随时饮用

分量／材料：1~2 天的量。

葛根 11 克、蜜黄精 19 克、决明子 11 克、三七 11 克、黄芪 8 克。

制作方法：❶ 将所有的中药加水 2000 毫升，浸泡约 30 分钟。
❷ 把浸泡的中药以大火煮沸后转小火，熬煮约 30 分钟，过滤后即可当作日常茶饮。

注意事项：容易胃痛、腹泻者，将决明子改为茯苓；容易便秘者，加决明子至 19 克。

葛根

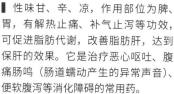

养肝药材小解说

▋ 性味甘、辛、凉，作用部位为脾、胃，有解热止痛、补气止泻等功效，可促进脂肪代谢，改善脂肪肝，达到保肝的效果。它是治疗恶心呕吐、腹痛肠鸣（肠道蠕动产生的异常声音）、便软腹泻等消化障碍的常用药。

▋ 现代药理研究表明，其有降血脂、降血压、降血糖、强壮心脏、改善血液循环、抑制细菌及解热发汗等作用。

桑叶去油茶

活血消脂　补气滋阴　清热养肝

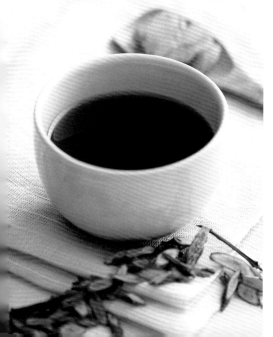

适用对象：脂肪肝或肥胖患者

饮用方法　日常生活中随时饮用

分量／材料：1~2 天的量。

普洱茶少许、玉竹 19 克、荷叶 11 克、桑叶 11 克、丹参 11 克、桂枝 6 克、东洋参 6 克。

制作方法：❶ 将所有的中药加水 2000 毫升，浸泡约 30 分钟。
❷ 把浸泡的中药以大火煮沸后转小火，熬煮约 30 分钟，过滤后即可饮用。

注意事项：容易胃痛、腹泻者，加茯苓 11 克；容易便秘者，加决明子 11 克。

普洱茶

养肝药材小解说

▋ 性味酸、甘、凉，作用部位为心、肝、肾，具有降肝火、消油利尿、生津止渴、健脾开胃及清热解毒等功效。

▋ 现代营养学观点认为，普洱茶含有多种矿物质及维生素，且其中维生素 C 含量高，不易被热破坏，有抑制细菌、减缓出血、改善动脉硬化及降低血压的作用。

党参鱼片汤

补气活血

调理肠胃

消脂去油

山楂

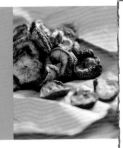

养肝药材小解说

■ 性味酸甘、微温，作用部位为肝、脾、胃，具有活血行气、化瘀祛痰、健胃助消化等功效，为食肉过多、消化不良、胸闷胸痛等症的常用药。

■ 现代药理研究表明，其有降低血脂、治疗心绞痛等药理作用。

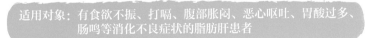

适用对象：有食欲不振、打嗝、腹部胀闷、恶心呕吐、胃酸过多、肠鸣等消化不良症状的脂肪肝患者

（**食用方法**）日常生活中作为餐食饮用

分量／材料：4 人的量。
  ① 山楂 8 克、党参 11 克、丹参 11 克、鸡内金 11 克。
  ② 鱼片 600 克、芹菜丝 1/3 碗、黄花菜 1/3 碗、红椒丝 1/3 碗、姜 3 片。

调味料：① 酱油 1 小匙、糖 1 小匙、米酒 1/2 小匙、淀粉少许。
  ② 盐 1 小匙半、淀粉水 2 小匙、香油少许。

制作方法：① 将鱼片洗净后，以酱油、姜片、糖及米酒腌约 30 分钟，蘸少许淀粉备用。
  ② 将中药放入纱布袋中，加 1500 毫升的水，以大火煮沸后改用小火煮约 30 分钟。
  ③ 去除药袋后，放入鱼片及其他食材以大火煮熟，加盐调味，再以淀粉水勾芡，滴入香油即可。

注意事项：腹胀严重者，加麦芽 11 克；容易腹泻者，加茯苓 11 克；容易便秘者，加决明子 11 克。

食用方法　日常生活中作为餐食饮用

分量／材料：1人的量

1 荷叶 8 克、枸杞 19 克、玉竹 11 克。
2 燕麦 3 大匙、果糖或蜂蜜适量。

制作方法：
1 玉竹及荷叶加 500 毫升的热水，浸泡约 15 分钟。
2 将浸泡的中药过滤取汁，加入燕麦及枸杞以中火煮成稠粥后，再酌加果糖或蜂蜜调味即可。

注意事项：容易胃痛、腹泻者，加茯苓 11 克，以红糖调味；容易便秘者，加玉竹至 19 ~ 38 克，以蜂蜜调味。

荷叶燕麦粥

补血活血

清凉消油

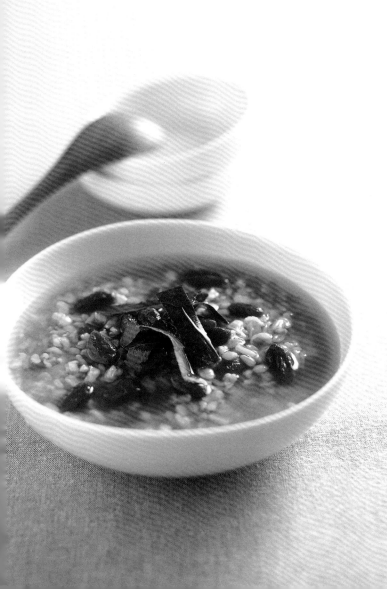

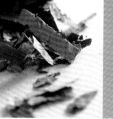

荷叶

养肝药材小解说

■ 性味苦、涩、平，作用部位为肝、脾、心，具有清凉消暑、活血消脂、芳香健胃等功效。
■ 它是防治肥胖症、高脂血症的常用药。

089

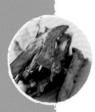

肝炎的中医调养法

甲型、乙型、丙型、丁型及戊型肝炎您一定不陌生，但得了却不知道该怎么办，何不试试传统的中医调养方法？它会让您再也不担心令人害怕的肝病上身！

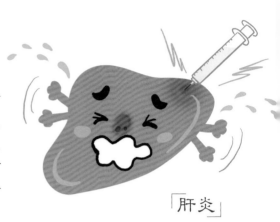

「肝炎」

西医角度 看肝炎

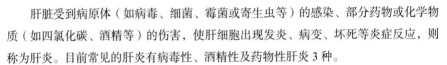

什么是肝炎？

肝脏受到病原体（如病毒、细菌、霉菌或寄生虫等）的感染、部分药物或化学物质（如四氯化碳、酒精等）的伤害，使肝细胞出现发炎、病变、坏死等炎症反应，则称为肝炎。目前常见的肝炎有病毒性、酒精性及药物性肝炎 3 种。

在这些肝炎中，以病毒性肝炎最为耳熟能详。病毒性肝炎可分为甲型、乙型、丙型、丁型及戊型肝炎，共 5 种。其中，甲型和戊型肝炎主要是由饮食传染，感染后只会造成急性肝炎，不会演变成慢性肝炎；而乙型、丙型、丁型肝炎则是由血液、体液传染，不但会变成慢性肝炎，而且部分乙型、丙型肝炎，有可能会演变成肝硬化或是肝癌。

肝炎的症状、病变有哪些？

当这些外来病因进入人体后，经 2 ~ 6 周的潜伏期，会引发急性肝炎，出现恶心呕吐、腹胀厌食、倦怠乏力、黄疸发热、腹部疼痛等症状。部分人感染后没有症状，大部分人在 1 ~ 3 个月痊愈，尤其是甲型和戊型肝炎，大多会自行痊愈，并产生抗体；仅少数人会发生暴发性肝炎而死亡。

肝炎持续 6 个月以上，则称慢性肝炎，常因病毒性肝炎（如乙型、丙型肝炎）、脂肪肝、药物伤害及自体免疫反应而引起，一般多无特殊症状，经验血才得知。部分患者会出现疲倦无力、食欲不振、恶心呕吐、腹痛腹泻、右上腹闷痛及肝肿大等症状，严重者则会出现黄疸。

肝炎的诊断方法

最常见的诊断方法为抽血检验，GOT 和 GPT 是最常被用作判断肝脏是否发炎的指标，但要诊断出病毒性肝炎就必须经由肝炎病毒标记来判断。

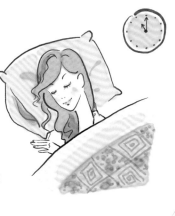

肝炎的治疗方法

酒精性肝炎和药物性肝炎的治疗，只要不是发现得太晚，戒酒、停药就是最好的方法；急性病毒性肝炎只要多休息，自然会痊愈；乙型肝炎健康携带者，则不需要特别的治疗；慢性乙型、丙型肝炎的治疗，都是注射干扰素，并搭配药物的使用。

中医角度 看肝炎

根据肝炎出现的症状，急性肝炎的中医分型，以"肝胆火热"最常见，慢性肝炎则因个人体质的不同，会出现"肝阴虚弱"，"脾虚湿重"，"肝胆火热"及"肝气郁结"等证。

大部分人的症状复杂，很少仅出现单一证型，多半是以综合体质呈现，因此，医生处方也会因症状的改变而做适度的修改。所以千万不可自行购买市售保肝药长期服用，以免影响肠胃，甚者伤肝伤肾。

肝病急性期，治疗以内服清热解毒、退肝火药为主，待肝指标恢复正常，即可停药；进入慢性期后，可搭配针灸治疗，以滋阴清热、健脾化湿及疏肝解郁为治疗原则。服药时间以 3～6 个月为原则，视患者对药物的反应而定，要想达到最佳的治疗效果，越早治疗越好。

保肝小叮嘱

慢性肝炎控制不得当，容易演变为肝硬化，其中以乙型、丙型肝炎最为常见，其次为酒精性肝炎。因此，必须积极防治慢性肝炎，防止诱发肝硬化。

① **优质情绪管理**：中医认为，肝是人体主要的情绪中枢，消极悲观的不良情绪，容易降低肝的免疫力，甚至使肝病恶化。因此，积极乐观的态度、愉悦的心情及正面思考，是养肝爱肝的首要原则。

② **起居正常、适度休息、避免熬夜**：急性肝炎发作期，应休息，不宜工作，待肝指标与症状逐渐改善后，才可逐渐增加工作量及活动量，但若感觉累，应适时休息。慢性肝炎也必须避免熬夜及过劳以保肝，但需要适度工作及运动，使气血循环顺畅，维持正常新陈代谢。

③ **健康饮食**：清淡低油、营养易消化的食物，可提高人体阴阳气血的能量，但经常食用油腻、高糖、辛辣过度、生食冷饮、浓茶、咖啡及酒类等刺激物，不仅容易损伤脾胃的消化功能，而且上火及油腻的食物容易诱发脂肪肝，使肝炎恶化，所以维持健康饮食，是保肝健脾的不二法门。

肝炎患者的饮食

清凉排骨汤

补气养血　清热利水　退火除烦
促进脂肪代谢　改善黄疸

适用对象：慢性肝炎患者

（**食用方法**）日常生活中作为药膳饮用

分量／材料：4人的量。
① 金钱草19克、白扁豆19克、麦冬19克、刺五加11克、何首乌11克。
② 小排骨600克、姜3片。

调味料：米酒1小匙、盐2小匙、香油适量。

制作方法：① 小排骨洗净，切块放入沸水中氽烫后，取出沥干备用。
② 全部中药放入药袋中，加水2500毫升，放入小排骨、姜片、米酒和盐，大火煮沸后改用小火炖约1小时，之后滴上香油，即可食用。

注意事项：容易胃痛、腹泻者，加党参11克；容易便秘者，加麦冬至38克。

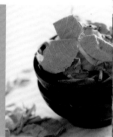

金钱草

养肝药材小解说

■ 性味微咸、微寒，作用部位为肝、胆，具有清热利水、消除浮肿、促进结石排出、除湿退黄，以及清肝火等作用，能改善肝炎症状。

■ 它是治疗肝炎、肝胆结石、泌尿系统发炎及尿路结石等的常用药。

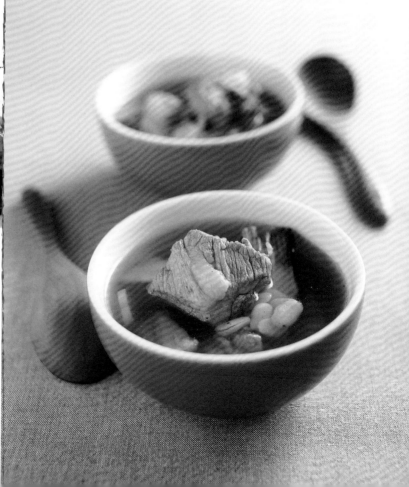

龙胆清肝茶

清热解毒　补气保肝

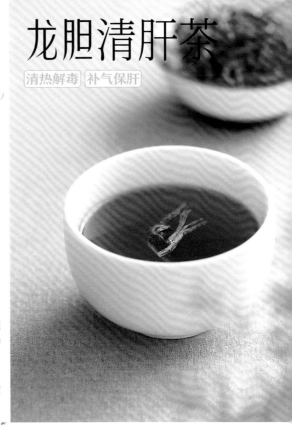

饮用方法　急性肝炎发作时的解毒养生茶（1天2次）

分量／材料：2天的量。

龙胆草8克、金线兰11克、黄芪8克、赤芍8克、甘草8克。

制作方法：全部中药分为4份，放入茶包袋，每次取1份放于保温杯中，加沸水250毫升冲泡，焖约5分钟即可饮用。

注意事项：容易胃痛、腹胀、腹泻者，加砂仁8克、茯苓11克；容易便秘者，加磨碎的决明子11克。

龙胆草

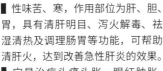

养肝药材小解说

■ 性味苦、寒，作用部位为肝、胆、胃，具有清肝明目、泻火解毒、祛湿清热及调理肠胃等功能，可帮助清肝火，达到改善急性肝炎的效果。

■ 它是治疗头痛头胀、眼红肿胀、耳鸣耳痛、口苦口渴、黄疸、尿黄尿痛、尿频、阴部湿疹等的常用药。

清肝退火茶

清热解毒　祛湿保胃

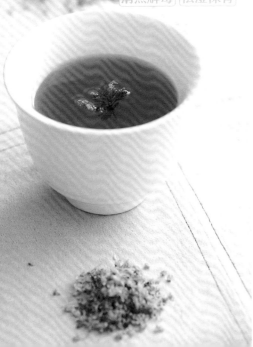

适用对象：急性肝炎患者

饮用方法　急性肝炎发作时的解毒养生茶（1天2次）

分量／材料：2天的量。

茵陈8克、金银花11克、红枣8克、柴胡8克、丹参8克、桂花1/4茶匙。

制作方法：全部中药分为4份，放入茶包袋中，每次取1份放于保温杯中，加沸水250毫升冲泡，焖约5分钟即可饮用。

注意事项：容易胃痛、腹胀、腹泻者，加白术8克、茯苓11克；容易便秘者，加磨碎的决明子11克。

茵陈

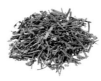

养肝药材小解说

■ 性味苦、寒，作用部位为肝、胆、脾、胃，具有清肝泻火、去除湿热及改善黄疸等功能，可通过清肝火而改善急性肝炎症状。

■ 它是治疗黄疸、口苦口渴、尿黄、尿痛、尿频等的常用药。

仙草蛤蜊鸡汤

滋阴补气 | 退火解毒

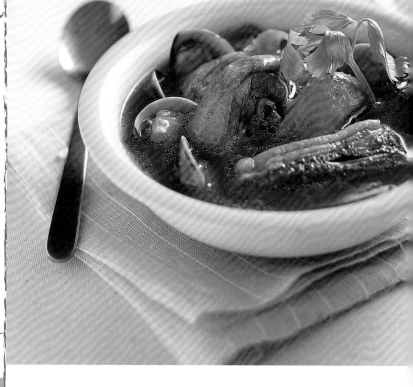

仙草

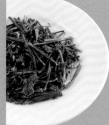

养肝药材小解说

█ 性味甘、寒，具有消暑解渴、清热解毒及凉血退火的功效，可通过清热解毒，达到改善肝炎的效果。
█ 它是火热体质及夏日消暑的常用草药。

适用对象：慢性病毒性肝炎患者

（食用方法） 日常生活中作为药膳饮用

分量／材料：4 人的量。
①　仙草 11 克、黄精 19 克、党参 11 克。
②　蛤蜊 600 克、鸡腿 3 只、姜 3 片。

调味料：米酒 2 大匙、盐适量、香油适量。

制作方法：① 蛤蜊泡水吐沙；鸡腿洗净，切成块状，放入沸水中汆烫后，取出沥干备用。
② 将全部中药放入药袋中，加水 2500 毫升，放入鸡肉，以大火煮沸后，改用小火炖约 1 小时。
③ 加入蛤蜊、米酒、姜片、盐及香油，以大火煮沸后即可食用。

注意事项：容易胃痛、腹泻者，加茯苓 11 克；容易便秘者，加磨碎的决明子 11 克。

適用対象の行

适用对象：慢性肝炎患者

(**食用方法**) 日常生活中作为药膳饮用

分量／材料：6人的量。

① 枸杞 38 克、玉竹 19 克、玉米须 11 克、东洋参 6 克、金银花 6 克。
② 新鲜山药丝 1 碗、火腿丝半碗、黄瓜丝半碗、蛋丝半碗、糙米 1/2 杯、白米 1 杯。

调味料：盐适量。

制作方法：① 枸杞除外，将其余中药放入药袋中。
② 将糙米和白米洗净，加 7 杯水，放入药袋，一起浸泡约 2 小时，放入电锅中，待煮熟后，取出药袋。
③ 将糙米粥移至燃气灶上，开大火煮沸后，加入枸杞、其余食材及盐，以大火煮沸拌匀后晾凉即可食用。

注意事项：容易胃痛、胀气者，加鸡内金 11 克；容易便秘者，加玉竹至 38 克。

山药枸杞粥

补血养肝

补气健脾

清热退火

糙米

养肝药材小解说

■ 性味甘、平，具有补中益气、健脾护胃、生津止渴、强壮筋骨等功效。

■ 含有丰富的淀粉、蛋白质、脂肪、纤维素、维生素 B_1、维生素 E 及钙、磷、铁等。

■ 因精米在加工过程中，会流失部分营养素，但较容易消化，可根据消化状况，以最佳比例调配出肝炎患者的健脾胃养生粥。

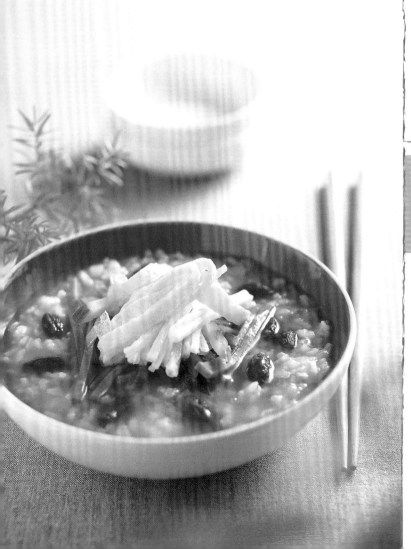

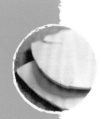

肝硬化的
中医调养法

治疗肝硬化除了一般认知的西医疗法外，中医疗法也是很普遍的治疗方式之一，看看中医疗法是如何达到改善疾病效果的！

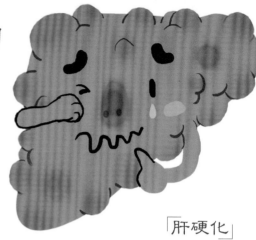

「肝硬化」

西医角度 看肝硬化

什么是肝硬化？

正常肝脏外观就像市场上所看到的猪肝一样平滑，但当肝脏细胞受到病毒、酒精或其他因素的破坏，使肝脏纤维化或形成结节，外观会变得像苦瓜一般，这就是所谓的"肝硬化"。随着肝硬化的发生，肝脏无法发挥它原有的功能，就会慢慢产生一些临床表现。

造成肝硬化的原因有哪些？

造成肝硬化的原因很多，其中慢性乙型、丙型肝炎是比较常见的原因。此外，长期酗酒造成的酒精性肝病，也有慢慢增加的趋势。其他还有自体免疫肝炎；铁、铜元素沉积引起的肝病；药物性肝硬化及慢性心脏衰竭或胆道阻塞等。

肝硬化的诊断方法

西医诊断肝硬化主要依靠肝脏穿刺、肝胆超声波或CT等影像学检查。现在有些非侵袭性的血清学检验可以用来评估肝纤维化的程度，但仍无法完全取代肝切片的检查。

肝硬化的症状有哪些？

早期的肝硬化，因肝脏功能近乎正常，可能是没有症状的。当肝功能开始失常时会出现非专一性的症状，如疲倦、虚弱、恶心、食欲不振、体重减轻、腹痛、皮肤出现蜘蛛痣。

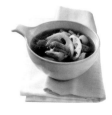

肝硬化的治疗方式有哪些?

肝硬化的治疗无法使受损的肝脏完全恢复,主要目的还是减少并发症的发生及延缓硬化。举例来说,如果是酒精引起的肝硬化,首要的就是戒酒;如果是其他病毒性肝炎所引起的,则需先接受抗病毒的治疗。另外就是针对并发症的治疗。当肝硬化的并发症无法控制时,接受肝脏移植也是一种方法。

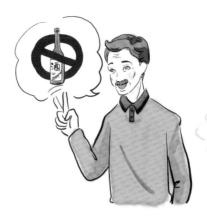

中医角度 看肝硬化

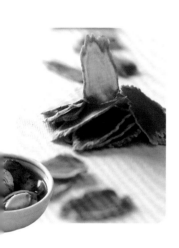

中医的分型以"气血瘀阻"、"肝阴虚弱"及"脾胃气虚"为主,治疗时以行气活血、滋阴降火及健脾和胃为主要原则,但若出现腹水、浮肿、出血及黄疸等症状,就需要酌情加除湿消肿、清肝胆火、退黄疸及滋阴止血的药剂,才能使肝硬化获得控制。治疗以内服药为主,针灸治疗为辅,越早搭配中医治疗越好,服药以 3 ～ 6 个月为原则,视患者对药物的反应及症状改善情况而定,严重者必须长期调理。

保肝小叮嘱

肝硬化患者,虽然部分肝细胞已坏死,但只要配合医生治疗,减轻血管压力,避免食道、胃及痔疮大出血,则可抱病延年,不会危害生命。

① 适度工作,足量休息,避免熬夜
轻微肝硬化的患者,仍需适度休养,但可担任工作量不大的职务,以促进血液循环;严重的患者则不宜工作,应以休息为主。

② 护肝饮食
吃足量维生素、高蛋白质、高热量及易消化的食物是肝硬化患者的最佳饮食选择。但若肝功能减退,则应限制蛋白质的摄取量;若出现腹水,除了低盐外,还要少吃生冷或饮用浓茶,避免寒湿入侵加重腹水;减少粗硬食物的摄取,避免胃食管出血;少吃辛辣刺激物及易上火的食物,以避免门静脉压力上升,造成痔疮出血。

③ 严禁喝酒
喝酒会引起上火反应,容易导致出血,因此不宜饮用。

肝硬化患者的饮食

洛神柔肝茶

补气滋阴

养血柔肝

清热活血

适用对象：无特殊症状的肝硬化患者

饮用方法 日常生活中随时饮用

分量 / 材料：2 天的量。

洛神花 1 朵、黄芪 11 克、枸杞 11 克、天冬 11 克、丹参 11 克、杭菊 11 克。

制作方法：全部中药分为 4 份，放入茶包袋，每次取 1 份放于保温杯中，加沸水 250 毫升冲泡，焖约 5 分钟即可饮用。

注意事项：容易腹胀、腹泻者，加茯苓 11 克；容易便秘者，加磨碎的决明子 11 克；容易出血者，加三七 4 克。

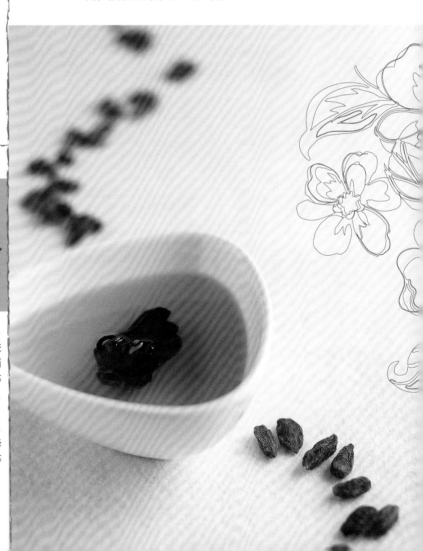

洛神花

养肝药材小解说

■ 性味酸、甘、凉，具有养阴退火，促进食欲、调理肠胃、消暑退火和生津止渴等功效，可以柔软肝脏，改善肝硬化的病情。■ 现代药理研究表明，其具有保护肝脏、降低血脂及强心降压等作用。

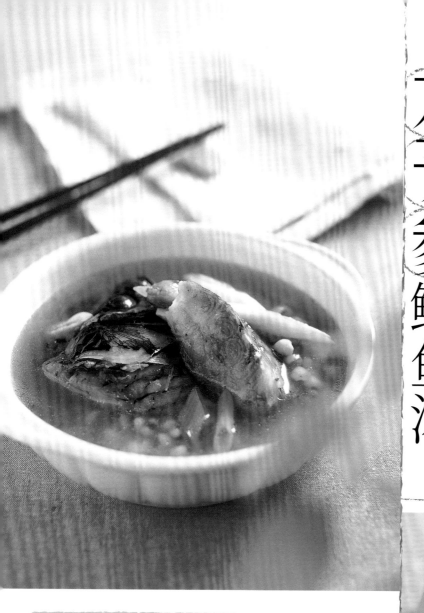

太子参鲤鱼汤

茯苓

养肝药材小解说

■ 性味甘、淡、平，作用部位为心、肺、脾、膀胱，具有健脾补气及利水除湿的功效。

■ 现代药理研究表明，它有保护肝细胞、利尿、镇静、抗肿瘤等药理作用，可经由补脾胃、祛水湿，治疗肝硬化患者的消化不良症状。

■ 它是治疗大便较软或易腹泻、排尿不畅、身体肿胀、水肿、食欲不振等的常用药。

适用对象：脾胃气虚的肝硬化患者

食用方法　日常生活中作为餐食饮用

分量／材料：4人的量。
1 薏仁19克、太子参8克、丹参6克、茯苓11克。
2 鲤鱼1条（900克左右）、姜3片、葱1根。

调味料：盐2小匙、香油1小匙。

制作方法：① 鲤鱼切块；葱切段备用。
② 将全部中药放入锅中，加1500毫升的水，以大火煮沸后，去除浮沫改小火，煮约30分钟，捞去太子参和丹参。
③ 加入鲤鱼块、姜片及葱段，以大火煮至鱼熟后，加入调味料拌匀即可。

注意事项：视腹水严重程度，可酌加茯苓19～38克；容易出血者，加三七4克。

养肝美颜汤

滋补气血 清热化瘀 美颜润肤 黑发润发

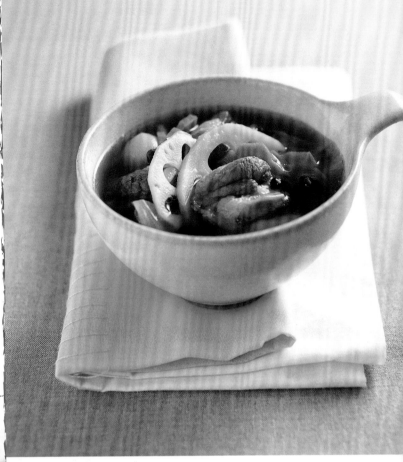

黑豆

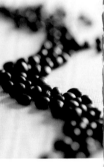

养肝药材小解说

■ 性味甘、平，具有滋补肾阴、健脾益胃、活血利水、清热解毒、促进水分排出、强肝明目、美颜润肤等功效，可以改善肝硬化。

■ 它富含各类营养素，有益智健脑、延缓老化、降低血脂、促进水分代谢、改善动脉硬化等药理作用。

适用对象：无特殊症状的肝硬化患者

食用方法 日常生活中作为餐食饮用

分量 / 材料： 4 ~ 5 人的量。

① 黑豆 38 克、黄精 19 克、天仙果 19 克、白芍 11 克、何首乌 11 克、东洋参 8 克。

② 小排骨 300 克、鹌鹑蛋 12 个、新鲜莲藕 240 克、胡萝卜片半碗、卷心菜 2 碗、金针菇 1 把。

调味料： 米酒 2 汤匙、盐 2 小匙、香油 1 小匙。

制作方法：
① 小排骨放入沸水中氽烫后取出；莲藕削皮后切片；卷心菜用手剥成小块；金针菇去蒂，备用。

② 将中药放入药袋，与小排骨一同放入锅中，加水 2000 毫升，大火煮沸后，转小火炖煮约 1 小时，取出药袋。

③ 加入胡萝卜片、莲藕及卷心菜，续以中火煮约 10 分钟。

④ 最后加入鹌鹑蛋和金针菇，以大火煮熟后，加盐、米酒调味，再倒入香油即可食用。

注意事项： 容易腹胀、腹泻者，加茯苓 11 克；容易便秘者，加决明子 11 克；容易出血者，加三七 6 克。

九孔清汤

补气健胃

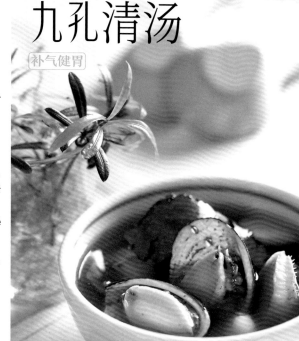

食用方法　日常生活中作为餐食饮用

分量／材料：4～5人的量。

① 川芎6克、麦冬19克、刺五加11克、麦芽11克。

② 九孔螺600克、蒜头2粒、姜3片。

调味料：酱油2小匙、米酒1大匙、盐1小匙。

制作方法：① 将中药放入药袋中，加2000毫升的水，以大火煮沸，转小火煮约1小时后，去除药袋。

② 起大火，放入材料2的所有食材，煮熟后加入调味料拌匀，即可食用。

注意事项：容易腹胀、腹泻者，加茯苓11克；容易便秘者，加决明子11克；容易出血者，加三七6克。

川芎

养肝药材小解说

■ 性味辛、温，作用部位为肝、胆、心包经，具有活血行气、祛风止痛及疏肝解郁等功效，可以改善肝脏循环，从而达到保肝效果。

红豆银耳汤

补气健脾　滋阴清热　凉血止血

适用对象：无特殊症状的肝硬化患者

食用方法　日常生活中作为餐食饮用

分量／材料：5人的量。

新鲜莲藕300克、银耳1碗、红豆半碗、薏仁半碗。

调味料：冰糖1大匙。

制作方法：① 将莲藕削皮后切片；银耳泡软；红豆、薏苡仁加水浸泡1小时，备用。

② 红豆与薏苡仁一同放入锅中，蒸熟备用。

③ 将莲藕及银耳放入锅中，加1500毫升的水，以大火煮沸后转为小火，煮熟后加入红豆与薏苡仁，煮沸后加冰糖调味即可。

注意事项：容易腹泻、水肿者，加莲子38克；容易便秘者，不加薏苡仁；出血严重者，莲藕只要余烫，不必煮熟。

莲藕

养肝药材小解说

■ 性味甘、寒，新鲜生品有凉血止血、散瘀活络、清热安神、生津止渴等功效；煮熟则为甘温之品，有健脾和胃、补血缓泻的功效，可减轻肝硬化患者的出血反应。

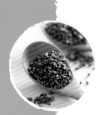

肝肿瘤的
中医调养法

肝肿瘤是良性的，不会对身体造成太大的伤害，通过温和中医治疗法，可以一边调养身体一边消肿，一举两得！

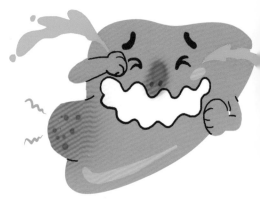

「肝肿瘤」

西医角度 看肝肿瘤

什么是肝肿瘤？

肝肿瘤可分为良性及恶性，恶性就是所谓的肝癌（原发）或是转移过来的病症（继发），例如，乳腺癌转移至肝脏；良性肿瘤有肝血管瘤、肝囊肿、局部结节性增生、肝腺瘤等，其中以肝血管瘤最常见，肝囊肿次之，本篇以这两种最常见的良性肝肿瘤来探讨。

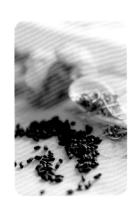

肝肿瘤的诊断方法

肝血管瘤和肝囊肿通常没有症状，要确定诊断，必须通过影像学的检查，如腹部超声波或 CT 等才会被发现。

肝肿瘤的治疗

◆ 肝血管瘤

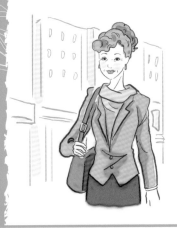

肝血管瘤一般没有治疗的必要性，除非尺寸很大，才有可能造成恶心、腹部不适，破裂出血才会引起疼痛，此时医生会依临床判断决定是否施行手术摘除。

一份学术研究指出，对肝血管瘤患者长期追踪观察肝血管瘤倍数成长的速度及时间长短，范围可由 17.3 个月至 178.1 个月，也确定了成长速度比肝恶性肿瘤来得缓慢许多。

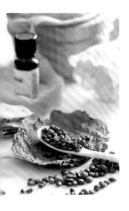

◆ 肝囊肿

　　肝囊肿一般也没有治疗的必要，除非患者出现囊肿变大、自发性破裂、感染或恶性变化，才可能会疼痛不适。此时，医生会根据疼痛部位、有无发热、呕吐、黄疸、抽血检验肝发炎指数及肝癌指标（甲胎蛋白）来评估判断，是否进一步安排影像学检查或细胞学检查，必要时则需要引流或手术处理。

　　建议肝囊肿患者，最好做定期腹部超声波追踪，尤其是合并有乙型或丙型肝炎者，更应定期做肝癌的筛检及影像学的追踪检查。

中医角度 看肝肿瘤

　　根据临床症状及病理变化，肝肿瘤以"气血瘀阻"、"痰湿"及"脾胃气虚"等证型为主，治疗时以行气活血、化痰祛湿及健脾养胃为主要原则，以症状治疗、调养身体为主，再搭配消肿。但因肝肿瘤中的血管瘤容易出血，治疗时会注意活血药的用量，以免出血不止。

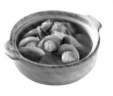

　　治疗以内服药为主，针灸治疗为辅，肿瘤小的时候越早搭配中医治疗效果越好，服药以 3 ～ 6 个月为原则，视患者对药物的反应及肿瘤大小改变而定，严重者需长期调理。

保肝小叮嘱

　　良性肝肿瘤只要定期追踪，一般而言，恶变概率不大，若未经咨询，自行服用不知名的保健食品或燥热补药，容易刺激不良细胞，使其变大，甚至变性，转而攻击本身肝细胞，病情就不易控制。

　① 心情愉悦，避免郁闷

　　中医认为，肝是掌管人体气血流畅的枢纽，内心对外来的刺激过度反应，则会导致肝失去调节的功能，气血不流通则会阻塞，阻塞在肝就会引起肝肿瘤。因此，尽量别让郁闷的情绪持续过久，这是避免肿瘤变大的首要原则。

　② 适度休息，定期运动

　　生活作息正常可使肝适当休息，气血饱满，循环则顺畅，再配合固定的运动，气血就不易停滞不动。

　③ 均衡饮食，避免过寒、过热饮食

　　营养均衡可供给肝脏能量，但常吃生冷食物，不仅会损伤脾胃的消化功能，还会使气血不通，若吃太多辛辣上火食物或烟酒等热性刺激物，容易引起血管瘤出血。因此，避免过寒、过热的饮食，是消肿瘤、化痰湿、减少出血的养生秘诀。

肝肿瘤患者的饮食

养肝消肿茶

益气滋阴

补血明目

活血化痰

饮用方法　日常生活中随时饮用

分量 / 材料：2 天的量。
马鞭草 4 克、党参 11 克、枸杞 11 克、石斛 8 克、七叶胆 6 克、冰糖适量

制作方法：全部中药分为 3 份，分别装入茶包袋，每次取 1 包放于保温杯中，加水250 ～ 350 毫升冲泡，焖 3 ～ 5 分钟，加入冰糖即可饮用。

注意事项：容易腹胀、腹泻者，加茯苓 11 克；容易便秘者，加磨碎的决明子 11 克；易出血者，加三七 4 克。

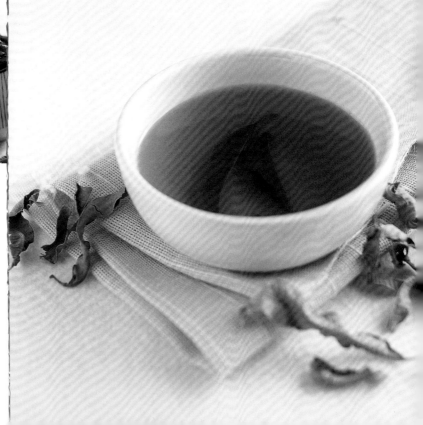

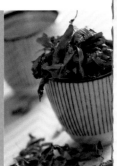

马鞭草

养肝药材小解说

■ 性味苦、辛、微寒，作用部位为肝、脾、膀胱，具有活血化瘀、清热解毒、通经催产、促进排便及排尿等功效。

■ 它是治疗肿块、肿瘤、水肿、疮疡肿毒、牙龈浮肿、月经不调、痛经、便秘及尿少等的常用药。注意：孕妇使用时要特别谨慎。

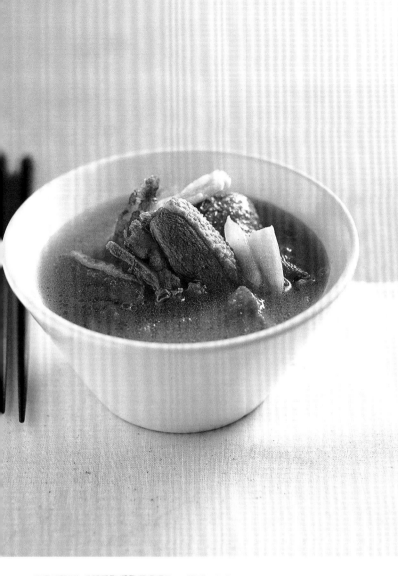

苦茶油鸭

滋阴活血

滋阴活血

补气强肾

养肝明目

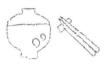

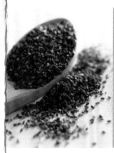

芫蔚子

适用对象：无特殊症状的肝肿瘤患者

食用方法　日常生活中作为餐食饮用

分量 / 材料：3 ~ 4 人的量。

① 芫蔚子 11 克、当归 11 克、刺五加 11 克、女贞子 11 克。

② 鸭半只、姜 2 片。

调味料：苦茶油 3 大匙、米酒 3 大匙、盐适量。

制作方法：① 全部中药放入药袋中；鸭洗净切块，放入沸水中余烫备用。

② 起油锅，放入苦茶油，以中火爆香姜片，放入鸭肉块，继续以中火炒至水分略干。

③ 在锅中加入 2500 毫升的水及米酒，再放入药袋，先以大火煮沸后，再转小火炖煮约 1 小时，加入盐调味即可。

注意事项：容易腹胀者，加绿萼梅 11 克；容易便秘者，加决明子 11 克；容易出血者，加三七 4 克。

养肝药材小解说

■ 性味甘、微寒，作用部位为肝、心、膀胱，具有活血消肿、清肝明目及调整月经周期的功效，可以辅助治疗肝肿瘤，也是治疗眼睛红肿疼痛的常用药，但瞳孔散大者不宜使用。

保肝蚬子汤

滋阴保肝　清肝火　消水肿　去油脂

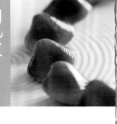

蚬子

养肝药材小解说

■ 性味甘、咸、寒，具有清热退火、消除水肿、促进排尿及解毒消肿的功效。
■ 它富含蛋白质、氨基酸、维生素A、维生素B及钙、铁、磷等微量元素，是保肝及消暑圣品。

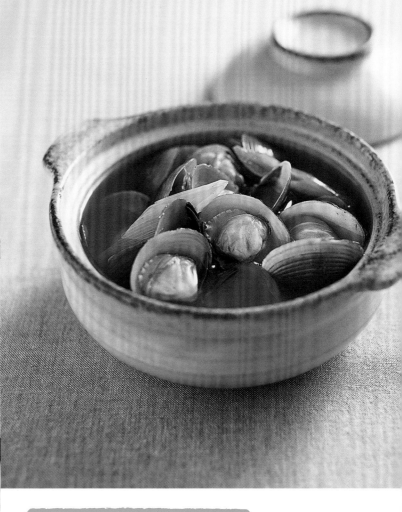

适用对象： 无特殊症状的肝肿瘤患者

食用方法 日常生活中作为餐食饮用

分量/材料： 2~3人的量。

① 红枣 19 克、石斛 8 克、何首乌 8 克。
② 蚬子 600 克、葱 1 根、姜 38 克。

调味料： 米酒 2 小匙、盐 2 茶匙。

制作方法：
① 蚬子加清水浸泡约 30 分钟；葱切段；姜切片，备用。
② 将中药放入药袋中，加水 2000 毫升及米酒，大火煮沸后转小火熬煮约 1 小时，去除药袋。
③ 加入蚬子、葱段、姜片，以大火煮熟后，加入盐调味即可。

注意事项： 容易腹胀、腹泻者，加茯苓 11 克；容易便秘者，加决明子 11 克；容易出血者，加三七 4 克。

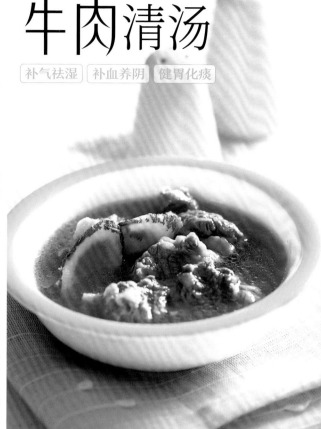

牛肉清汤

补气祛湿　补血养阴　健胃化痰

食用方法　日常生活中作为餐食饮用

分量 / 材料：5 人的量

① 赤芍 11 克、天冬 38 克、黄芪 11 克、桂枝 8 克、广皮 8 克。

② 牛肉 600 克、葱 2 根、姜 3 片。

调味料：米酒 2 大匙、盐 2 小匙、糖 1 小匙。

制作方法：① 将中药放入药袋中；葱切段。

② 全部材料加 3000 毫升水，放入陶锅中，先以大火煮沸，再转中小火炖煮 1 小时，去除药袋即可食用。

注意事项：容易腹胀、腹泻者，加茯苓 11 克；容易便秘者，天冬加至 75 克；容易出血者，加三七 6 克。

养肝药材小解说

赤芍

■ 性味辛、苦、微寒，作用部位为心、肝，具有活血散瘀、消肿解毒、清热凉血及化瘀止痛等功效。

■ 它是治疗肿块、肿瘤、局部疼痛、红肿热痒、疮疡肿毒、发热心烦、月经不调、痛经等热证的常用药。

■ 现代药理研究表明，其具有抑制细菌、退热镇静、缓解疼痛及降低血压等作用。但要注意孕妇禁用。

郁金药浴包

舒缓压力　保护肝脏

使用方法　日常泡澡时使用

分量 / 材料：2 次的量

① 郁金 11 克、桃仁 11 克、柴胡 11 克、牡丹皮 11 克、香附 11 克、当归 11 克、石菖蒲 11 克。

② 薰衣草精油 10 滴。

制作方法：将药材磨成粗粉，分别装入 2 个药袋中。

泡澡方法：将一个药袋放入浴缸或澡盆，加适量热水浸泡药袋 5 分钟，加冷水调至 30 ~ 40℃，再滴入精油即可浸浴，以 20 分钟左右为宜。

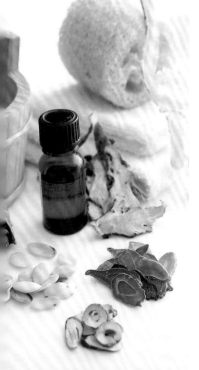

郁金

养肝药材小解说

■ 性味辛、苦、寒，作用部位为心、肝、胆，具有疏肝解郁、活血止痛、凉血止血、行气解毒、清心火、开神志等功效，还能抑菌、退热、镇痛。

■ 它是治疗肿块、肿瘤、黄疸、吐血、尿血及流鼻血等热证的常用药。

肝癌的 中医调养法

肝癌的治疗是不分中西医的，只要能让身体恢复到最佳状态，就是好的方法。中西医合璧，可助您改善病情，减少复发的风险。

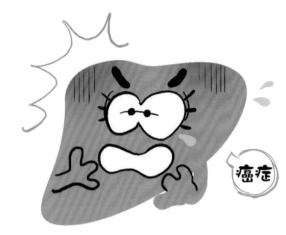

癌症

西医角度 看肝癌

哪些人容易患肝癌？

肝癌让很多人闻之色变，它可以说是癌症中的头号杀手。患肝癌的人数这么多，主要是因为乙型肝炎病毒猖獗，乙型肝炎的携带率是全世界数一数二的，每5个人就有1个携带者；其次是丙型肝炎，约30％的丙型肝炎患者在15～20年后会发生肝硬化，肝硬化后每年有2％～5％的可能性进展为肝癌。

除此之外，肝硬化、酒精、黄曲霉素、抽烟都是造成肝癌的危险因子，而且比率上，男性较女性容易发生。

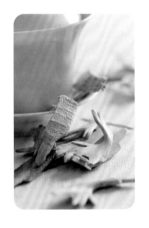

肝癌的诊断方法

大部分的肝癌都可以用超声波、CT（或MRI）及血管摄影，再配合验血报告（甲胎蛋白）即可诊断。而有些患者由于诊断条件不够，必须靠超声波导引做切片检查才能确定。

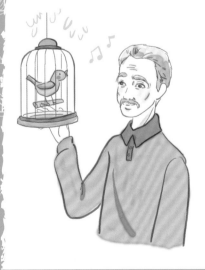

肝癌患者的症状有哪些？

早期肝癌，特别是肿瘤很小的时候没有症状，或是只有肝硬化伴随的症状。晚期会出现疼痛、呼吸困难、上腹部肿瘤、黄疸、腹水、发热及门静脉高压所引起的食管及肠胃出血。

肝癌的治疗方法有哪些?

① 开刀治疗

开刀是目前唯一可以确定将原发肿瘤全部切除的方法。但影响预后的因素包括：肿瘤大小、分化程度、单发或多发、有无脉管侵犯、有无肝硬化等。

② 血管栓塞

最常做的是肝动脉栓塞。此治疗无法根治肿瘤，但可延缓肿瘤生长的速度。

③ 经超声波引导注射药物

经超声波引导注射的药物有各种液体，如纯酒精、醋酸、干扰素、抗癌药物、高温液体及OK432等药物，最常使用的是纯酒精及醋酸。

④ 肝脏移植

严重肝硬化、肝肿瘤切除会发生肝衰竭的患者可以考虑肝脏移植，但是自身必须没有肿瘤转移的现象，因一旦已有肿瘤转移会有很高的复发率。

⑤ 动静脉化学药物治疗

这种方法的治疗效果并不理想。

⑥ 其他

微波治疗、射频肿瘤灭除术等。

中医角度 看肝癌

根据临床症状及病理变化，肝癌以"气血瘀阻"、"肝郁脾虚"、"肝胆火热"、"气阴两虚"及"肝阴虚弱"等证型为主，所以以行气活血化瘀、疏肝解郁、补气健脾、清热祛湿及滋阴润燥为主要治疗原则。

临床上以综合征型为多见，且患者在不同时期可能出现不同证型，例如，初期仅出现右上腹肝区疼痛或右肩、右背的放射痛，此表现属于"气血瘀阻"；其后若出现食欲不佳、腹部胀气，多表示有"肝郁脾虚型"；晚期出现黄疸、肝癌指标异常，多有"肝胆火热"。因此，需注意证型变化，给予最佳治疗。

治疗以内服药为主，针灸治疗为辅。治疗时，越早搭配中医治疗越好，服药先以3～6个月为原则，视患者对药物的反应及癌症变化而定，一般而言，均需长期调理。

保肝小叮咛

"抱病延年"是癌症治疗的首要原则，建议大家以平常心接受正统中西医结合治疗，控制癌细胞、增强免疫力，维持身体正常运作，降低死亡率；切勿听信偏方，舍弃医疗，否则容易引起严重的后果。

① 态度乐观，抱病延年

历年来，肝癌在十大癌症死亡率中始终名列前两名，严重威胁患者们的生命，患者容易因此而情绪低落，甚至丧失求生的意志。

而中医认为，这种郁闷的不良情绪，将使体内产生毒素，加快恶化的速度，所以积极乐观的生活态度，可活化肝细胞正向的能量，减少细胞病变，再加上正统医疗的有效控制，就可以让不良细胞休眠，与癌细胞共存，降低死亡率，抱病延年。

② 清淡易消化，避免过寒过热的饮食

肝癌患者常出现消化不良的症状，清淡易消化的熟食是保养脾胃消化功能的首选；生冷寒性食物，不宜空腹或单独服用过多。辛辣食物或烟酒等热性刺激物，不仅容易上火，也容易引起消化障碍，所以应避免过寒、过热的食物，不仅能健脾养胃，还能保肝利胆。

肝癌患者的饮食

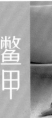

益气养阴粥

补气滋阴 养血保肝

食用方法 日常生活中作为餐食饮用

分量/材料： 3 人的量。

① 鳖甲 19 克、玉竹 19 克、枸杞 19 克、太子参 11 克、黄芪 11 克。
② 牛肉丝 1 碗、丝瓜 1 根、糙米半杯、白米半杯。

调味料： 盐适量。

制作方法：
① 丝瓜去皮、切片；白米及糙米洗净后，加水浸泡约 1 小时，沥干备用。
② 枸杞除外，其余中药放入药袋中，与糙米、白米一起加 1500 毫升水，以大火煮沸后，转小火熬煮成粥，捞去药袋。
③ 再加入丝瓜片，以大火煮软后，加入牛肉丝及枸杞，煮熟后加入盐调味即可食用。

注意事项： 容易腹泻者，加茯苓 11 克；容易便秘者，加决明子 11 克。

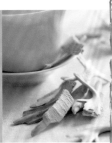

鳖甲

养肝药材小解说

■ 性味咸、凉，作用部位为肝、肾，具有清凉补阴、清热降火、软化硬块、散除肿瘤的作用。

■ 它是治疗急躁易怒、睡眠不稳、多梦、手足心热、睡时流汗、大便干硬、小便量少的常用药。

■ 现代药理研究表明，其具有抑制细胞异常增生、肿大及促进血浆蛋白合成的作用，常用于治疗肝、脾肿大或异常肿块等。

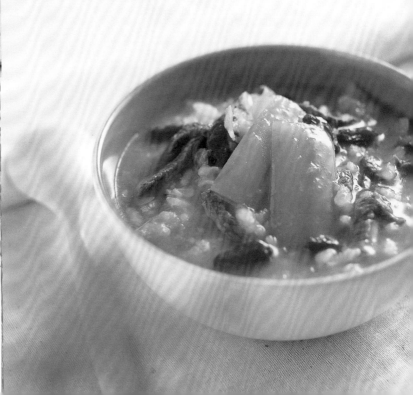

垂盆草茶

清热解毒 祛湿消肿

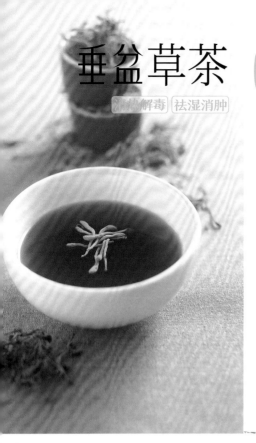

饮用方法 日常生活中随时饮用

分量/材料: 2天的量

垂盆草38克、红枣11克、金银花11克、绿萼梅8克、冰糖适量。

制作方法:
① 垂盆草、红枣加水1500毫升，浸泡约30分钟。
② 把浸泡的中药以大火煮沸后转为小火，煮约30分钟后过滤，以药汁冲泡绿萼梅及金银花，焖约5分钟后加入冰糖拌匀即可饮用。

注意事项: 容易腹泻者，加白术11克；容易便秘者，加决明子11克。

养肝药材小解说

垂盆草

■ 性味甘、淡、凉、微酸，作用部位为肝、胆、小肠，具有清热解毒、祛湿利尿、消除肿瘤等功效，可以改善肝癌的火热症状。

■ 现代药理研究表明，其具有降低肝指标、改善肝炎及黄疸等作用。

清凉养肝茶

清凉生津 退热活血

饮用方法 日常生活中随时饮用

分量/材料: 2天的量

黄芩8克、玉竹19克、何首乌11克、桑椹11克、丹参8克、东洋参6克、桂花1/4茶匙、冰糖适量。

制作方法: 全部中药分为3份，分别装入茶包袋，每次取1包放于保温杯中，加沸水250～350毫升冲泡，焖3～5分钟，加入冰糖拌匀即可饮用。

注意事项: 容易胀气、腹泻者，加茯苓11克；便秘严重者，加番泻叶2～4克。

养肝药材小解说

黄芩

■ 性味苦、寒，作用部位为肺、胃、大肠、肝、胆，具有清热泻火、促进排便、改善出血及安胎等功效，还可以改善肝癌的火热症状。

■ 现代研究表明，其有降低异常肝指标、消炎镇定、抑菌退热、降低血压及促进排尿等作用。

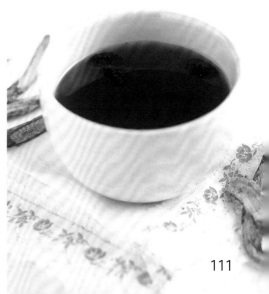

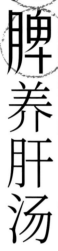

健脾养肝汤

疏肝健胃

行气活血

佛手

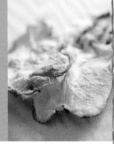

养肝药材小解说

■性味辛、苦、温，作用部位为肝、脾、胃、肺，具有舒畅肝气、行气止痛、消胀气、止呕吐、化痰止咳等功效，可改善肝癌患者的消化不良症状。

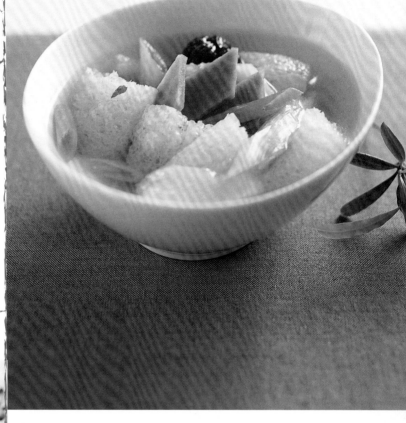

适用对象： 患有食欲不振、打嗝、腹部闷胀、胸肋骨处疼痛、恶心呕吐等肝郁脾虚证者

（食用方法） 日常生活中作为餐食饮用

分量／材料：4～5人的量。

① 佛手8克、天冬19克、党参11克、川七6克、蜜枣1颗。
② 火腿片半碗、竹笙1碗、葱1根、姜2片。

调味料：盐2小匙、香油1茶匙。

制作方法：① 中药放入药袋中；葱切段备用。
② 中药袋加水2000毫升，以大火煮沸后转小火，熬煮约1小时，去除药袋。
③ 加入材料2的食材，以大火煮熟后，加入盐及香油调味即可。

注意事项：容易腹泻者，加茯苓11克；容易便秘者，加决明子11克。

适用对象：肝癌患者

食用方法 日常生活中作为餐食饮用

分量／材料：4 人的量。

① 绿豆 2 大匙、白扁豆 38 克、玉竹 19 克、红枣 11 克、金线兰 8 克。

② 小排骨 300 克、猪肠 150 克、猪肚 150 克、山药块 1 碗、姜 2 片。

调味料：米酒 2 大匙、盐 2 小匙、香油 1 小匙。

制作方法：① 猪肠和猪肚将内层翻出，用少许盐或啤酒（分量外）清洗干净。

② 将小排骨、猪肠及猪肚，分别放入沸水中氽烫，烫好后取出备用。

③ 绿豆装入茶包袋，放入加半碗水的碗中；除红枣外，其余药材放入药袋中，备用。

④ 将药袋与红枣放入锅中，倒入 3000 毫升的水，浸泡约 30 分钟。

⑤ 加入姜片、米酒、小排骨、猪肠及猪肚，以大火煮沸，再转小火炖煮约 1 小时，放入山药块及绿豆茶包袋，煮沸后熄火焖约 10 分钟，加盐及香油即可食用。

注意事项：容易腹泻者，加党参 11 克；容易便秘者，加决明子 11 克。

绿豆排骨汤

健脾养胃 清肝泻火

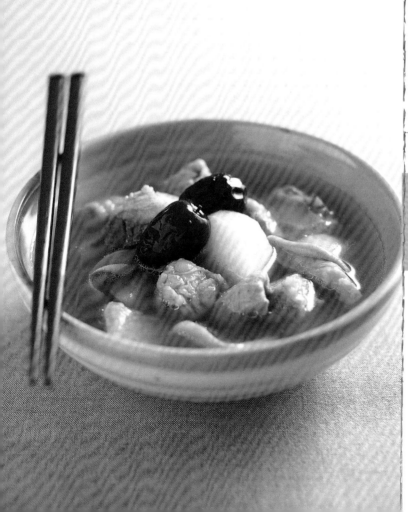

绿豆

养肝药材小解说

■ 性味甘、寒，作用部位为心、胃、胆，具有清热解毒、泻火消暑、促进排尿等功效，可以改善肝癌的火热症状。

■ 要注意绿豆皮清热解毒的功效较绿豆仁强，但不宜煮太久，否则会降低解毒的功效。

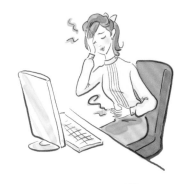

认识自己的 {体质}

中医认为，人一出生在体质上即有分别，也就是所谓的"先天体质"。然而经过成长及饮食等外界种种因素的影响，人的体质也会有所改变，即形成所谓的"后天体质"。

而中医理论又将体质分成虚证和实证，现将其中常见的体质表现于外的特征、主要症状列出，让您可以初步判断自己属于哪一种体质。

虚证

阳气虚型

会表现出热量不足，容易受寒的生理特征，又被称作"冷底"。通常以身材矮小、消瘦的人居多，但临床上也有体形高大的虚胖患者。主要症状有精神不振、疲倦无力、脸色苍白、畏寒怕冷、四肢冰凉、容易感冒、呼吸气短、食欲差、小便次数多且色清量多、大便较软或易腹泻等症状。

血虚型

血虚是指身体中的血压过低、血液不足，或血生成功能减退的状态，容易发生在女性身上。这种体质的人，容易疲劳、头晕目眩、

脸色呈现苍白或萎黄状、嘴唇苍白、头发干枯、眼睛常感干涩、看东西模糊、四肢麻木、抽筋、月经量少、月经延后或一直不来、皮肤干燥脱屑。

阴虚干燥型

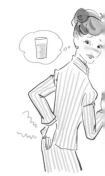

这种体质的人津液不足，常见于比较干瘦的人，主要呈现的特征有脸潮红、长满青春痘、眼睛充血、口干舌燥、易烦易怒、常有饥饿感却不想吃东西、小便量少、大便干硬、皮肤干燥等。

实证

火热型

火热体质的人主要是由于遗传、常熬夜、在高温环境工作或常吃燥热上火的食物所造成，常见于干瘦的人（瘦人多火），主要特征有烦躁易怒、脸红发热、汗多色黄有味道、口苦口臭、常口渴喜水、小便量少颜色呈深褐色、大便干硬等。

寒（痰）湿型

主要是由于水分代谢减退、失常，使得水分与痰都停滞在身体内的生理特征。尤以肥胖的人最为常见（胖人多痰），他们多喜欢吃甜食、嗜睡、头脑昏昏沉沉、觉得身体很重，这主要是因为身体囤积了许多废物而无法顺利排出，其他主要的症状有关节肿胀、

水肿、大便软或是腹泻、小便颜色清澈量多、身体长湿疹但皮肤不会发红等。

情绪郁闷型

情绪郁闷主要是情绪失调、长期精神抑郁、紧张、焦虑、压力过大等造成的身心疾病，常见于高瘦的人（又可称木型人），主要的症状有精神抑郁、容易焦虑、忧郁、紧张、压力大、常叹气、胸闷、烦躁、睡不好、头痛头胀、便秘或腹泻、痛经等。

血液瘀阻型

所谓的血液瘀阻，指的就是血行迟缓而不顺畅，这种体质大多是由于遗传、长久在寒冷地区生活或工作，甚至是常吃寒冷的食物造成，主要的症状有容易瘀青、长息肉、肿块、肿瘤，甚至会因血路不通而伴随莫名的疼痛等。

各类型体质饮食、生活注意事项

阳气虚、血虚、情绪郁闷型、血液瘀阻及寒湿型体质

要多吃平和及温暖的食物。

避免单独吃生冷、寒冷的食物。

饮食补救措施

在过食冰品或寒凉食物后，也可通过喝红糖水、姜汤、葱花蛋花汤、桂圆茶或金橘桂圆茶等温热食品中和。

大部分蔬菜性多寒凉，烹调此类蔬菜时可加入辛温的葱、生姜及胡椒等调味品。

烹煮寒凉的蔬菜可和鸡肉、羊肉、牛肉等温热性肉类一同烹煮，能减轻寒性，避免损伤阳气。

阴虚干燥、火热型体质

要多吃平和及凉润的食物。

避免经常单独吃燥热食品。

饮食补救措施

与凉润食物一同服用可以达到中和，如羊肉与大白菜、西瓜与番石榴一起吃；或进餐后吃番茄、莲雾、绿豆汤、薏苡仁汤、薄荷绿茶、芦荟汁、蜂蜜水、甘蔗汁或冬瓜茶等凉润性食物。

气阴两虚及寒热夹杂等综合体质

要常吃平和易吸收的食物。

轮流或同时食用凉润及温暖食物，相互平衡。

避免吃生冷、寒冷及燥热食品。

过食寒冷食品易伤阳气；而过食燥热食品则易伤阴液及助长热性。

肝气郁结型体质

要适时舒解情绪，放松心情。

血液瘀阻型体质

坚持适量运动，以帮助血循顺畅。

建议一星期做 1 ~ 3 次运动，每次 20 ~ 30 分钟，膝盖有问题者不宜爬山、骑自行车等运动。

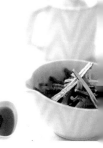

日常食物属性一览表

食物属性	食物名称
平和	葡萄、柠檬、木瓜、草莓、凤梨、枇杷、李子、乌梅、茼蒿、菜花、包心菜（卷心菜）、莲子、黄花菜、豌豆、四季豆、豇豆、蚕豆、青豆、花生、黑木耳、玉米、地瓜、马铃薯、山药、芋头、橄榄、豆浆、腐竹、白米、糙米、黄豆、黑豆、红豆、冰糖、猪肉、猪血、猪心、鸡蛋、鹅肉、鹅血、鹌鹑、鹌鹑蛋、燕窝、干贝、鱼肉（如鲈鱼、鲤鱼）、鲍鱼、牛肝
凉润	白萝卜、菠菜、瓢瓜、冬瓜、丝瓜、小白菜、地瓜叶、苜蓿芽、黄豆芽、菱角、莲藕、茄子、芹菜、茭白、苋菜、莴苣、竹笋、芦笋、香菇、冬菇、金针菇、白木耳、绿豆、豆腐、白芝麻、麻油、生姜皮、苹果、莲雾、番茄、甘蔗、橙子、无花果、火龙果、蜂蜜、乌骨鸡、猪皮、鸭、鸭蛋、蟹、鳖（甲鱼）、田鸡肉、羊肝、牛奶、小米、薏苡仁、大麦
温暖	红萝卜、油菜、芥菜、刀豆、南瓜、牛油果、龙眼、荔枝、樱桃、芭乐、金橘、杨梅、桃子、杏、松子、栗子、黑芝麻、糯米、燕麦、红糖、麦芽糖、蒜、香菜、生姜、葱、洋葱、韭菜、醋、沙茶酱、牛肉、牛肚、鸡肉、猪肝、猪肚、羊肚、羊奶、鹅蛋、鸡蛋黄、鸡肝、鹿肉、虾、黄鳝、海参、淡菜、雪蛤
寒冷	西瓜、水梨、柚子、葡萄柚、椰子、橘子、阳桃、柿子、香蕉、杧果、奇异果、香瓜、桑椹、大白菜、黄瓜、苦瓜、空心菜、牛蒡、绿豆芽、紫菜、海带、豆瓣菜、豆豉、荸荠、小麦、荞麦、食盐、酱油、白砂糖、蛤蜊、牡蛎肉、蚌类、螃蟹、章鱼、蚬子、猪肠、鸡蛋清、鸭血
燥热	肉桂、核桃、高丽参、鹿茸、蜂王浆、榴莲、胡椒、辣椒、干姜、羊肉、烧烤、油炸食品、麻辣锅、麻油鸡、姜母鸭、羊肉炉、十全大补汤、四物汤、四神汤 刺激性食物：腌渍品、咖啡、咖喱、酒、烟、槟榔

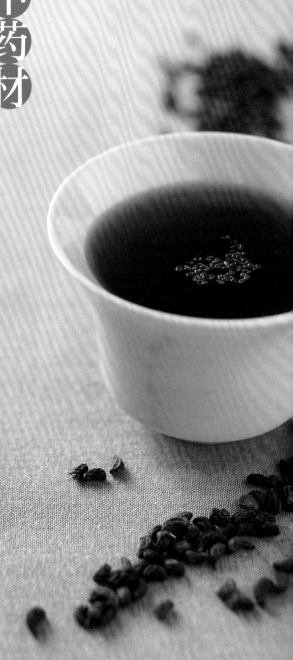

中药材

小档案

中药材在一般中药店均有售，但建议寻找有经营许可证的中药房购买，这样可以让质量较有保障。中药材的基本选购和保存原则如下：

❶ 干性药材（如百合、淮山药等）若有虫蛀现象或湿性药材（如枸杞、红枣等）有受潮、发霉、黏手现象，最好不要购买。

❷ 部分中药材虽为干燥后成品，可长期保存，但必须在购买时询问药店保存期限及正确的方法，以免过期或因保存不当，而丧失药效或变性。

❸ 湿性药材比较容易发霉，干性药材则易虫蛀，所以密封好后放在冰箱冷藏保存为佳。

七叶胆

▶ 有生津止渴、清热解毒、强心养血、补气健脾、化痰止咳、活血化瘀及凉血安神的功效。但要注意怀孕、月经期间，容易出血者绝对不可以使用。

▶ 具有生津止渴、止咳化痰的作用，可预防燥热引起的便秘。含"甜味素"，甜度为蔗糖的300倍，故可作为不宜吃糖者，如糖尿病及肥胖者的饮品。

罗汉果

▶ 能清热解毒、强肝，主治口干舌燥、肝胆火旺等症状。脾胃虚弱者忌单独服用。绿豆皮清热解毒的功效较绿豆仁强，但不宜煮太久，否则会降低解毒的功效。

绿豆

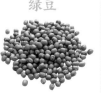

▶ 具有消暑解渴、清热解毒及凉血退火的功效，为火热体质及夏日消暑的常用草药。

仙草

鳖甲

▶ 有清凉补阴、清热降火、软化硬块的作用。是治疗颜面发红、急躁易怒、睡眠质量差、多梦、口燥咽干、口渴、手足心热、睡时流汗、大便干硬难解、小便量少、肌肉异常抽动、筋骨酸软无力的常用药。

▶ 有疏肝解郁、活血止痛、凉血止血、行气解毒、清心火、开神志等功效，是治疗肿瘤、肿块、黄疸、发热心烦、神志不清、局部疼痛、月经不调、痛经、吐血、尿血及流鼻血等热证的常用药。

郁金

天冬

▶ 功效与麦冬相似，性寒，味甘苦。有润肺、滋阴养血、清热养阴、润肠的效果。药材选择以黄白色、半透明为佳。但风寒、脾胃虚寒、腹泻者忌服。

▶ 具有去除风湿，促进水分代谢，改善关节疼痛的功效。性寒，故需与健脾胃药一同服用，以免伤胃。

防己

▶ 有清肝明目、泻火解毒、祛湿清热及调理肠胃等功能，是治疗头痛头胀、口苦口渴、眼红肿胀、耳鸣耳痛、尿黄尿痛、尿尿频热、黄疸、阴部湿疹等的常用药。

龙胆草

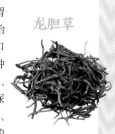

▶ 味苦，可泻火解毒、抑菌消炎，通常用于治疗面红心烦、燥热咳嗽、眼睛及喉咙红肿疼痛等。药材选择以外皮呈茶褐色、内部黄绿色、中心为实心者为佳。脾胃虚寒、食欲不佳者忌服。

黄芩

▶ 性寒，味甘，具有凉血、清热利尿的功用。鲜品更具清热凉血效果。以身干，条粗，节疏，须根少，味甜者为佳。

白茅根

▶ 有补肝益肾、凉血止血及乌黑毛发的功效，是治疗头发早白、掉发秃顶、记忆力减退、睡眠障碍、头晕耳鸣、小便出血、女生月经提前、色鲜红、经期过长等的常用药。

旱莲草

117

寒性药材

▶ 俗称忍冬花，有清热解毒、消炎镇痛、凉血治痢的功能，专治感冒风热、化脓性疾病的发热、梅毒、疮毒及各种发炎等。药材选择以花瓣上呈黄褐色、基部呈赤褐色为佳。

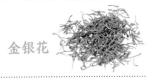

金银花

▶ 主要的功用为清热明目、祛风凉血，多用于治疗咳嗽、头昏、头痛、流眼泪和急性扁桃腺发炎等。

桑叶

▶ 可清心火、解热止渴和利尿，适用于小便赤黄、牙龈肿痛等症状的治疗。具有抗发炎及镇静的作用，可用在咳嗽、肺炎、支气管炎等病症的治疗上。

淡竹叶

微寒性药材

茺蔚子

▶ 具有活血化瘀、清肝明目及调整月经周期的功效，是治疗眼睛红肿、疼痛的常用药，但要注意瞳孔散大者不宜用。

▶ 又名银条参，可清肺养肝、益脾肾、除虚热。药材选择上以粗大色黄者为佳，肺寒咳嗽，痰白量多者忌服。

沙参

▶ 具有消火消肿、排除脓液、清热解毒、润燥止渴及活血化瘀等功效，还可促进子宫收缩，适用于口渴喜饮、口舌生疮、干咳痰少而稠、痰黄白、青春痘、红肿热痒、疮疡肿毒等热证的治疗。

天花粉

▶ 具有清热安神、减轻疼痛、缓解痉挛及降血压等功效，有镇定、减缓心跳、止癫痫及降血压等药理作用。

钩藤

▶ 有清热化痰、止呕止吐及除烦躁等功效，是治疗燥性恶心呕吐的常用药。

竹茹

▶ 具有活血去瘀、清肝明目及调整月经周期的功效，是治疗眼睛红肿、疼痛的常用药，但要注意瞳孔散大者不宜用。

马鞭草

▶ 可清热宁心、润肺止咳、补中益气，有镇咳、治疗神经衰弱、消炎的作用。药材选择以鳞片小、味道浓、色泽黄白、质重充实的新鲜品为佳。

百合

▶ 有清热退火、疏肝解郁及升提阳气的功效，可解热、解毒、镇痛、消炎，可用于治疗感冒发热、改善肝功能、忽冷忽热、月经不调、子宫下垂、胃下垂、脱肛等。

柴胡

▶ 有镇定安神、止晕除烦、收敛止汗、止遗精、减少白带及收敛伤口等作用。适用于烦躁易怒、失眠眩晕、心神不宁、盗汗、男子遗精、滑精早泄、女子月经量多、白带多而清稀、伤口不愈合等症的治疗。还可抑制肌肉过度兴奋、促进血液凝固等。

龙骨

▶ 味苦，可活血化瘀、凉血清心、养血安神、排脓止痛，还有活血、调经、改善产后恶露滞留引起的腹痛等功用。药材以形状大、呈深红色，除去细根仍不易折断者为佳。出血过多者及孕妇忌服。

丹参

▶ 分白芍和赤芍，白芍养血滋阴、调经、镇痛力强，可用于治疗腹痛、头痛、身体和手脚疼痛。药材选择以手指般粗硬者为佳。赤芍有化瘀止痛及活血消肿、清热利尿的功效，还有解热、镇痛、降压的药理作用。

赤芍　白芍

▶ 有滋阴生津、润肺养胃的功能。可用于治疗干咳无痰、低热不退、胃灼热、盗汗等。脾虚有痰者忌服。

玉竹

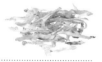

▶ 作用于心、肝、肾，有活血通络、祛风除湿及凉血消肿的功效，还有强心、消炎及抑菌等药理作用。常用于治疗风湿疼痛、四肢僵硬紧绷、咽喉肿痛等，每天用量11～19克。

络石藤

麦冬

▶ 又名麦门冬，有清热养阴、润肺养胃、清心除烦、润肠通便的功能，能治虚烦失眠、口干舌燥、咽喉肿痛、便秘等。药材选择以淡黄色、大且重者为佳。感冒风寒、脾胃虚寒、腹泻者忌服。

▶ 有凉补肝肾、滋补阴血及黑发明目等功能，常用于治疗口渴喜喝水、嘴唇苍白、头发变白、掉发秃头、头晕耳鸣及大便排出不顺畅等"肝阴不足"的干燥症。

药材以紫黑色为顶级品，草绿色或咖啡色是未成熟，即被摘下晒干的次级品，治疗效果不佳。

桑椹

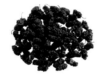

▶ 又名神葵、玫瑰茄、洛济葵，味酸甜，含丰富的果胶、糖类、碳水化合物、维生素等物质，有促进新陈代谢、生津止渴、振奋精神的功用。

洛神花

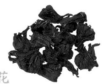

▶ 又名茵陈蒿，味苦，能解热、让胆汁顺利排泄、抗病毒，主治湿热黄疸、传染性肝炎、胆囊炎、排尿困难、腹胀便秘等。药材选择以叶如线一般细、阴干后呈青色为佳。

茵陈

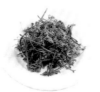

淮小麦

▶ 淮小麦是小麦的一种，具有安神宁心、止汗及清热除烦的效果。还有一种是浮小麦。两者主要的区分方法是淮小麦放进水里会沉下去，而浮小麦则会浮起来；淮小麦主要用在安神宁心，浮小麦则用在止汗。

▶ 分白菊和黄菊。白菊是杭菊，药材选择以身干、色白、味香、花朵头大且无碎瓣为佳，可清肝明目，多用于保肝、治头痛眩晕。黄菊可祛风清热、解毒，用于感冒咽痛、热毒痘疮、发热头痛等的治疗。气虚胃寒、食欲不佳及腹泻者应小心服用。

菊花

▶ 具有凉补肝肾、强壮骨质、营养筋脉、清热止血的效果，适用于脸发红、口干口渴、手足心热、睡时流汗、大便干硬、小便量少，以及急躁易怒、眩晕耳鸣、睡眠质量差、多梦、肌肉抽动、肌肉筋骨酸软等肝肾阴虚者的治疗。

龟板

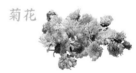

密蒙花

▶ 有清肝火、退热明目的功效，常用于眼睛红肿、畏光、不自主流泪的防治。

凉性药材

女贞子

▶ 有补肝益肾、滋阴明目及镇定安神等功效，能减轻抽筋或低热，常用于营养眼睛、滋润皮肤、安神定志及调整月经周期。

▶ 有健脾、补肺清热、祛风利湿的作用，主治水肿、皮肤湿疹、风湿等。药材以色白、大粒为佳。

薏苡仁

薏苡仁粉

▶ 有清热凉血、止血止汗及活血化瘀、止痛等功效，还有抑菌退热、降低血压及通经等药理作用。

适用于流鼻血、咯血、吐血、睡时流汗、脸红眼痒、眼睛充血、鼻干鼻痒、鼻痛、打喷嚏、皮肤干痒、局部疼痛、斑点、肿瘤肿块、痛经等热证的治疗。孕妇禁用。

牡丹皮
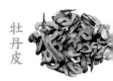

石斛

▶ 有滋阴健胃、清热生津、益肾及强壮筋骨的效果。药材以茎细、质柔软、小型者为佳。

薄荷
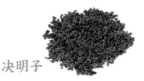

▶ 可散热、疏肝解郁、解毒、镇定安神、帮助睡眠，主要用来治疗感冒头痛、胃部闷痛、肝气郁结、消化不良、头晕目眩等症状。药材以新鲜、气味清香者为佳。

柠檬草

▶ 有调理肠胃、消除油腻及退热的效果，但孕妇不宜饮用。

▶ 有降血压、润肠通便、清肝益肾、明目的功用，分生的和炒过的，功效各不同，生决明子的通便效果强，可用于治疗便秘；炒过的比较温和，多用于降血压，改善眼白、血丝。药材以富光泽、黑色大粒者为佳。

决明子

▶ 又称西洋参，可降火气、除烦躁、生津解渴，还有消炎止痛的功效。适合凉补，若需温补，则以人参效果较佳。

粉光参
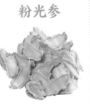

▶ 微寒，味苦，又称珠贝母、川贝母。可润肺止咳，主治咳嗽痰血、久咳不愈的慢性气管疾病。药材以圆润饱满，质硬，呈白色为佳。

珠贝
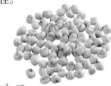

▶ 有清热解毒、祛湿利尿、消除肿瘤等功效，现代药理研究表明，其具有降低肝炎指标、改善肝炎及黄疸等作用。

垂盆草

▶ 有清热利水、消除浮肿、排出结石及除湿退黄疸等功效，是治疗肝炎、肝胆结石、泌尿系统发炎及尿路结石的常用药。

金钱草

▶ 又名小南强、木梨花，可理气、解郁，对腹泻、发热有改善效果。药材以气味芳香浓郁、花朵较大、色呈棕黄者为佳。

茉莉花

▶ 有发汗解热、降血压、止泻及改善感冒引起的肩颈酸痛等功效。是治疗夏日感冒、腹泻的常用药。

葛根

▶ 可治疗糖尿病、高血压及肿瘤等病症。

金线兰

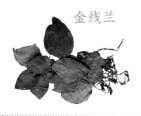

▶ 作用部位为心、肝，具有祛湿清热、清凉镇定、止血、解毒降压及利水除湿的作用，是治疗肝胆发炎、黄疸、肾炎及各种出血性疾病的常用药。

小蓟

▶ 作用于肝、胆、肾、膀胱，有清热消炎、利水排石及除湿退黄疸等功效，是治疗泌尿系发炎、尿路结石、肝炎、胆囊炎及肝胆结石的常用药。

化石草

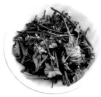

平性药材

▶ 有安神除烦、疏肝解郁、宁心安眠等功效，是治疗情绪失调、抑郁不纾、紧张烦躁、睡眠障碍及记忆力减退等的常用药。

合欢花

▶ 有宁心定志、通畅经络及祛风止痛的功效，是治疗失眠多梦、虚烦不安、流汗过多、关节酸痛、皮肤过敏瘙痒及睡眠障碍、精神疾病的常用药。

夜交藤

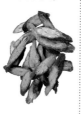

▶ 具有化痰排脓、止咳嗽的功效，是治疗咳嗽的常用药。选购时以秋天采收、质地结实为佳。

桔梗

▶ 作用于肝、胃、膀胱，有祛风除湿止痒、通经活络、止痛及利尿通乳的功效。常用于风湿疼痛、四肢麻木、胸胁胀痛、奶水分泌不顺畅、水肿、小便不顺畅等，每天用量4～11克。

路路通

▶ 可补阳补阴，促进免疫功能及造血功能，使白细胞增多，增强抗病能力，还有补精血、益肾、养肝明目的功能，常用于治疗疲劳、肾精不足、遗精、腰膝酸软、肝肾阴虚、眼目昏糊等。药材以粒大呈鲜红色者为佳。外部实热、脾虚湿滞者忌服。

枸杞

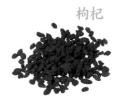

▶ 有补中益气、生津养血的功能，主治脾胃虚弱、食欲不振、倦怠乏力、肺虚咳嗽、烦渴等。体质燥热者忌服，且不宜与藜芦同服。由于党参的规格很复杂，药材一般以粗长均匀、切面呈白色且光滑、湿润、无空隙者为佳。

党参

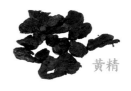

▶ 以蜜炒过则为蜜黄精，有补脾养肺、益肾补精的功能，可用于治疗食欲不振、体倦乏力、口干舌燥、干咳无痰、阴血不足、肾虚精亏、眩晕腰酸等。咳嗽痰多者忌服。

黄精

平性药材

▶ 具有镇静、止痉挛的作用，专治头痛、目眩、焦躁不安、风湿痛等。药材以形似大爪、透明且色黄白者为佳。

天麻

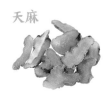

太子参

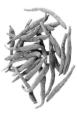

▶ 有补肺益脾及生津止渴等功效。作用与人参相似，虽药效较弱，但因不易引起上火反应，故为病后或手术后的清补妙品。

▶ 可促进胆汁排泄，降低胆汁黏度，减少胆色素的含量，多可作为利胆药。药性温和，药力弱，所以需要大量使用才能见效。

玉米须

▶ 又名山药、薯蓣、薯药，可补脾胃，益肾肺，用于防治脾胃虚弱、食少体倦、肺虚久咳、小便频繁等。容易胀气及体内水分滞留者忌单独服用。

淮山药

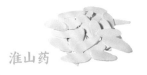

▶ 具有收敛止血、消肿止痛及抑菌杀虫等功效，是治疗流鼻血、吐血、尿血、经血过多及阴道异常出血的常用药。还有强壮心脏、升血压、兴奋肌肉及促进血液凝固的作用。

仙鹤草

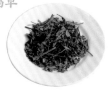

天仙果

▶ 性温，味平，具有祛风除湿、补肾壮骨、滋阴润肤、缓解虚咳及改善白带等功效。

▶ 有滋润肠道、促进排便、止咳平喘及活血化瘀、止痛等功效，适用于局部疼痛、月经不调、痛经、肿瘤肿块、便秘、气喘及咳嗽等的治疗。要注意，其有小毒不宜过量服用，孕妇禁用。

桃仁

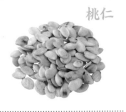

谷芽

▶ 性味甘平，可帮助消化食物、消除胀气、调理肠胃。

▶ 有补中益气、清热解毒、祛痰止咳、缓急止痛的功能，可用于治疗气虚倦怠、咽喉肿痛、咳嗽痰多及胃病等。药材以皮薄带红色、笔直且味甘甜为佳。体内水分过多及腹胀者慎服。

甘草

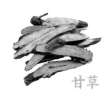

▶ 味酸涩，作为生津止渴、收敛药用，常用于止泻（特别是慢性腹泻）、解热、镇咳、祛痰、镇呕，另外也可作为驱蛔虫药。药材选择以深黑色、味极酸者为佳。

乌梅

▶ 有祛风止痛、退火明目、清热止痒、消除郁闷等功效。还具有降血压的药理作用，适用于眼睛红痒、红肿疼痛、皮肤干痒或红疹瘙痒、烦躁易怒、失眠眩晕、头痛头胀、胸闷不舒畅等症状的治疗。

刺蒺藜

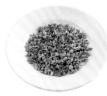

▶ 具有镇静、利尿的作用，主治胃内积水、心悸亢进、痉挛、晕眩、小便困难、口渴等。药材以色白、硬、重者为佳。

茯苓

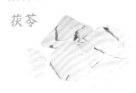

▶ 性平味甘，有调理肠胃、帮助消化、消除胀气、化解结石及止遗尿的作用。

鸡内金

▶ 有补血、利尿、消水肿、促进心脏的活化等功效，还可改善低血压、恢复体力，且纤维含量丰富，有助于通便。高血压患者忌服。

红豆

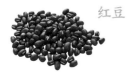

▶ 性味甘、平，作用于肺、肝、胃，有行血止痛、通经活络及祛风除湿的功效。常用于治疗风湿疼痛、筋脉紧缩、胸胁胀痛、奶水分泌不顺畅等，每天用量8～15克。

丝瓜络

▶ 黑属肾，青属肝，故青仁黑豆兼具滋肝补肾的功效，能促进体内新陈代谢、解毒、消水肿、固齿、乌发，少量能醒脾，生吃过多则会损脾胃。

黑豆

▶ 又名白梅花，具有疏肝解郁、行气健胃等功效，是治疗胃痛胀气、胃口不佳、肋骨处疼痛等消化不良症状的常用药。

绿萼梅

▶ 有疏肝行气及调经止痛的功效，还有抑菌、消炎、解热、降压、镇痛、抑制子宫收缩等作用。

香附

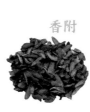

▶ 酸枣仁具有强壮神经、镇静催眠的功效，主治神经衰弱、失眠及多汗症。其又分生的和炒过的。生的用于治疗疲劳、嗜睡，治疗失眠则用炒过的。药材以扁平粒大、略带红色者为佳，使用时需捣碎。

生酸枣仁

炒酸枣仁

▶ 可帮助消化食物，消除胀气，改善气上冲的症状，如打嗝、呕吐等；另外，还能化痰、止咳。

莱菔子

▶ 作用于肝、肺，有清热明目及消除目翳的功效，还有利尿、消炎及收敛等药理作用。常用于眼睛红肿胀痛、内生翳膜、头痛头胀、迎风流泪等的治疗，每天用量4～11克。

木贼

▶ 有镇静、除湿痒的功效，主治腹泻和心悸失眠。药材以成熟，如石头般硬者为佳。

莲子

▶ 具有补肾益精、安胎、养肝明目及益脾止泻等功效。含维生素A及胡萝卜素，有营养眼睛、健脑安神、增强体力、促进性功能、抑制肠道蠕动、减少腹泻、强心、降血压及眼压和防止流产等药理作用。本品为细小的种子，使用时宜放入纱布袋中包好再煎煮。

菟丝子

平性药材

阿胶

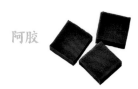

▶ 有补血止血、滋阴通便、润肺止咳的功效，有改善钙平衡、促进钙吸收及营养肌肉等药理作用，需加热水溶化后再饮用。

▶ 可强志益气，防止动脉硬化，维持体内营养的平衡，保持精力旺盛，有活血化瘀、促进皮肤娇嫩、养颜美容的作用，能治气滞血瘀、月经不调、黑眼圈及脸上黄褐斑等。

银耳

▶ 具有补气养血、止咳平喘、调理五脏及宁心安神等功效，还有抗衰老、强心、降血脂、保肝、抗过敏、促进白细胞生成及预防动脉硬化等药理作用。适用于精神不振、疲倦无力、容易出汗、懒言懒动、头晕、嗜睡、心悸、胸闷、动则易喘、久咳、气喘、心神不宁、失眠多梦、健忘等的治疗。

赤灵芝

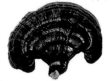

▶ 可宁心安神、益智健脑。常用于心悸失眠、烦躁不安，健忘多梦等的治疗。药材以干净杂质少的为佳，阴虚体质、唾液分泌量少者忌服。

茯神

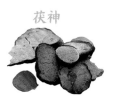

▶ 可消除胀气、安神醒脑、防止老化、增强记忆力。选购时以味道自然清香者为佳。怀孕者必须慎用。

迷迭香

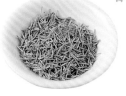

微温性药材

▶ 味酸，主治消化不良、慢性腹泻、血液循环不良等。现代以生山楂治疗高血压、冠心病。胃酸过多者慎服。药材以大粒呈红色者为佳。

山楂

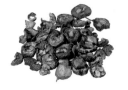

▶ 有发汗、止血及祛风散邪的作用。适用于头痛头重、发热怕冷、全身酸痛、鼻塞、鼻涕清、便血及流鼻血等的治疗。此处还有抑制细菌、解热发汗及缓解肌肉疼痛的作用。用于止血时，需炒黑后使用。

荆芥

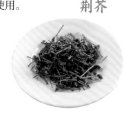

东洋参

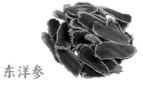

▶ 为人参的一种，主产于日本、韩国及中国，有大补元气、补益肺脾、安定神志、益智健脑及生津止渴等功效。与西洋参相比，它属于温补，但不像高丽参那么燥热，所以温补药膳以东洋参为主。

温性药材

▶ 作用于肝、脾，有舒筋活络、除湿止痛及健脾和胃的功效，它是治疗风湿疼痛、抽筋、脚肿、呕吐、痉挛性腹痛的常用药。

木瓜

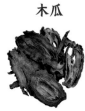

▶ 可净化身心，舒缓紧张情绪，平衡神经系统，排除体内毒素，使肌肤白皙；具有健胃、止咳、化痰、润肺的功效，可用于防止口干舌燥，消解胃胀气。选购时以杂质少、较干燥，颜色较鲜亮、有光泽者为佳。

桂花

▶ 有益精血、补肝肾、解毒、润肠通便及降血脂和胆固醇的功效，常用于血虚、腰膝酸软、遗精、白带多、肝肾不足、头晕目眩、须发早白、肠燥便秘等的治疗，现代也用于治疗高血压、冠心病等。药材以横切面呈淡红色花纹为佳。湿痰较重者忌服。

何首乌

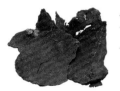

▶ 有健胃、利尿、镇静安神的功效，药材以色泽鲜艳、气味芳香者为佳。

玫瑰花

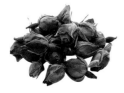

▶ 能补脾、调理肠胃、除湿发汗和利尿，主治食欲不振、呕吐、腹泻、水肿腹痛、气虚倦怠等。燥热者忌单独服用。

白术

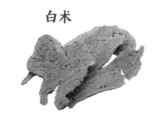

青皮

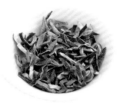

▶ 作用部位为肝、胆、胃，具有疏肝解郁、消除胀气、减缓疼痛及促进胃肠道蠕动等功效，是治疗肋骨区疼痛、乳房肿痛、胃肠胀痛及消化不良的常用药。

砂仁

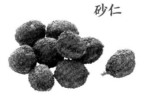

▶ 具有温暖脾胃、行气止痛、化湿气、止腹泻、止呕吐等功效。是治疗胃口差、胃寒胀痛、消化不良、恶心呕吐等的常用药。

▶ 有补中益气、利水退肿、降血糖的功效，多用于治疗倦怠乏力、气虚发热、脱肛、便血、浮肿、小便困难等。其有北芪、晋芪等品种，药材以外观呈淡褐色或黄褐色，内部呈黄白色、质地柔软且有甘香味者为佳。

黄芪

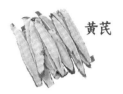

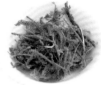

伸筋草

▶ 作用部位为肝，具有舒筋活络、祛风除湿、美颜润肤、养生抗老等功效，是治疗筋脉紧缩、风湿疼痛等的常用药。现代药理研究表明，其具有抑菌、解热止痛的作用。

续断

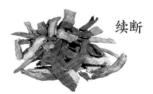

▶ 又名川断或川续断，味苦，有补肝肾、续筋接骨、通血脉、镇痛、促进组织再生、安胎止血的功能。常用于治疗腰腿酸痛、脚膝无力、跌打损伤、胎动漏血、月经过多或痛经等。药材以切面有棕黑色环纹、筋少、内色发绿者为佳。阴虚火气大者小心服用。

温性药材

▶ 有散除瘀肿、止血及活血止痛等功效，因具活血和止血双重效果，可使伤口止血，并化除血管中的瘀血，是治疗外伤、心脏病及各种出血，如咯血、吐血、流鼻血、尿血、便血及子宫异常出血或月经过多等的常用药。一般不作煎剂用，常以粉末用温开水吞服或随汤药冲服。

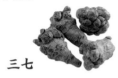

三七

▶ 有健脾和胃、消暑解毒、除湿解热的功效。在中药房可以买到生的和炒过的白扁豆，生的多用于夏天，以消暑解毒、除湿解热；炒过的适用于消化不良的治疗，或在冬天用，以加强肠胃道的功能，避免受寒。药材以粒大饱满且色白者为佳。

白扁豆

▶ 又名远志肉、远志筒、山茶叶，有安神、益智、祛痰、抑菌的功效。常用于治疗心气郁结、心血气虚、惊悸不眠、神经衰弱、精神恍惚、健忘等。药材选择以粗大、肉厚、皮细、色黄者为佳。脾胃虚弱的人谨慎服用。

远志

▶ 味甘酸，可宁心安神，有保护肝脏功能与改善神经系统的作用。药材以球形或长圆形、表皮呈黑褐色、内部呈黄白色、粗大、有强辛味者为佳。阴虚火旺、肝阳上亢所引起的头痛及月经过多者忌服。

五味子

▶ 有活血化瘀、祛风止痛的功能，可治头痛、月经不调、产后瘀痛等。药材以呈黄白色，粗大有强辛味者为佳。阴虚火旺、肝阳上亢所引起的头痛及月经过多者忌服。

川芎

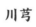

▶ 又名菖蒲、建菖蒲，针对胸闷腹胀者有宣气消胀的功效，并能让人心智开窍、耳聪目明，还可健胃、利尿；外用可治跌打损伤及关节酸痛。药材以黄白色至灰白色、质地坚硬、气味芳香者为佳。

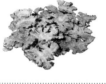

石菖蒲

防风

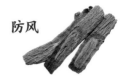

▶ 有祛风除湿、止痒的功效。可去除因风邪而引起的头痛、风湿痛、关节疼痛及腹痛腹泻等症状；还有解热、抑菌、镇痛、止泻止血、抗过敏的作用。药材以外皮呈淡黄色、质地紧密、长、粗、湿润者为佳。阴虚火旺者忌服。

▶ 有强肝补肾、滋养眼睛、强壮筋骨、改善尿频等功效，它是增强视力，治疗腰膝酸痛、关节无力、尿频、漏尿及梦遗、白带多等的常用药。

沙苑子

▶ 具有祛湿化痰、解毒散结等功效，有小毒，内服剂量不宜过大，要在 4 ~ 8 克以内，外用适量。常用于缓解头痛、软化肿块。

白附子

▶ 具有舒畅肝气、行气止痛、消胀气、止呕吐、化痰止咳等功效。

佛手

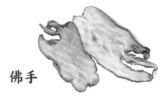

▶ 常用于补肝肾、强筋骨、益腰膝，适用于肾经气虚、寒湿交侵所致的腰痛，并有安胎的作用。药材以色黑、湿润、横折会产生银白色绵丝般物质者佳。

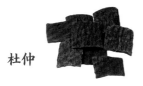

杜仲

杜仲叶

▶ 具有补益肝肾、强壮筋骨、安胎的功效。效果不如杜仲，但较易入口，适宜代茶饮用。

▶ 味甘甜，有健脾益胃、补气养血、安神疏肝及缓和药性的功效，可增加食欲、止泻、保护肝脏、增强免疫力及减少烈性药的副作用。

红枣

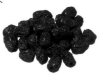

▶ 能祛风湿、壮筋骨、活血化瘀、镇痛、抗炎、抗疲劳、补虚弱、增强骨髓造血及益智安神，主治风寒、腰痛、筋骨酸软、痘疮肿毒、跌打损伤。

刺五加

▶ 有扩张皮肤血管、发汗解热的功效，还能温经通脉、减缓痛经、镇静镇痛，且有利尿的作用。药材选择以幼嫩、红棕色、香气浓为佳。温热病及阴虚阳盛者忌服，孕妇及月经量多者慎服。

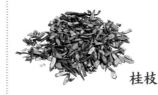

桂枝

▶ 炙甘草是甘草用蜂蜜炒过制成，补中益气的效果更好，还可健脾益气、润肺止咳，也可以治疗食欲不振、腹痛、久咳等。

炙甘草

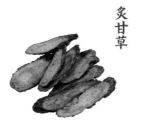

▶ 它的气味芳香，有发汗散寒、行气安胎、和胃止呕、止吐止泻、消暑、去除秽气及解鱼蟹毒等功效，为妊娠感冒与呕吐的常用药，使用时不宜煎煮超过5分钟。

紫苏

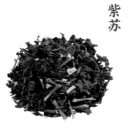

▶ 又称龙眼，味甘甜，可补心血、安心神、滋补脾脏、改善虚弱怕冷的体质。

桂圆

▶ 微苦，能使血各归其所，故名"当归"，主治贫血、月经不调、痛经、子宫出血、风湿痛、跌打损伤、肠燥便秘等。药材以肥大、多须、根如马尾毛状、外皮呈褐紫色、内部呈黄白色者为佳。

当归

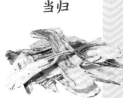

▶ 就是橘皮，产在广州的橘皮被称为广皮。味苦，有理气和胃、健脾、燥湿化痰的功效，还能平喘祛痰、排出胃肠积气，有助于消化、抗溃疡及提升血压的作用。药材以大片、色红、油润者为佳。实热、舌红少津者忌服。

广皮

▶ 性温，味苦、微甘，有舒畅筋脉及促进血液循环的功效。1天使用量为11～19克。

鸡血藤